全国高等学校教材

供基础、临床及相关专业使用

U0211124

基础与临床医学整合课程 PBL 教程

主　编　金可可　诸葛启钏　王万铁　张　琦
副主编　周　浩　邱晓晓　郑绿珍　仇　容

编　委（以所在单位排列）

温州医科大学：

丁娜妮　王万铁　王　卫　王方岩　王思斯　许益笑　邱晓晓
应　磊　汪　洋　张学铭　金可可　郑绿珍　郑　琼　郝卯林
高　慧　戴雍月

温州医科大学附属第一医院：

王剑虹　包　影　邢冲云　朱小春　朱蓓蕾　　朱碧红　许华清
孙　莉　孙嫒嫒　宋文兴　苏　震　李玉苹　　李章平　杨　莉
吴文俊　吴　鹏　谷雪梅　张文森　陈天新　　陈　丹　陈永平
陈向荣　陈星星　陈　雷　林　峰　周　浩　　郑飞云　胡　燕
俞　康　夏凯愉　钱　燕　高　瞻　诸葛启钏　黄伟剑　黄智铭
章　杰　梁　彬　谢于鹏

温州医科大学附属第二医院：

王　红　王德选　杨海虹　林琼琼　南　燕　潘优津

浙江中医药大学：杜月光　倪世容

杭州医学院：仇　容　张　琦

浙江大学医学院附属第一医院：周伟斌

浙江大学医学院附属邵逸夫医院：林贤丰

浙江大学医学院附属杭州市第一人民医院：王　鑫

南方医科大学南方医院：蒋　玲

东阳市人民医院：徐冬娟

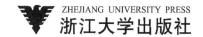

ZHEJIANG UNIVERSITY PRESS
浙江大学出版社

图书在版编目(CIP)数据

基础与临床医学整合课程 PBL 教程 / 金可可等主编. —
杭州:浙江大学出版社,2021.3(2022.1 重印)
ISBN 978-7-308-21143-7

Ⅰ.①基… Ⅱ.①金… Ⅲ.①基础医学一教材②临床
医学一教材 Ⅳ.①R3②R4

中国版本图书馆 CIP 数据核字(2021)第 040026 号

基础与临床医学整合课程 PBL 教程

主 编 金可可 诸葛启钏 王万铁 张 琦

责任编辑	余健波
责任校对	何 瑜
封面设计	雷建军
出版发行	浙江大学出版社
	(杭州市天目山路 148 号 邮政编码 310007)
	(网址:http://www.zjupress.com)
排 版	浙江时代出版服务有限公司
印 刷	杭州杭新印务有限公司
开 本	787mm×1092mm 1/16
印 张	13.5
字 数	337 千
版 印 次	2021 年 3 月第 1 版 2022 年 1 月第 2 次印刷
书 号	ISBN 978-7-308-21143-7
定 价	58.00 元

前　　言

基于问题的学习(Problem-Based Learning,PBL)源于 20 世纪 60 年代的加拿大麦克马斯特(McMaster)大学,随后在欧美许多学校推广应用,20 世纪 80 年代末进入亚洲,备受现代教育推崇,也是将来高等教育的主流。PBL 不仅是教学方法的改进,还是教育理念的革命。PBL 以建立终生学习能力为目标、以学生自主学习为核心、以探索问题为导向、以小组讨论及互动学习为平台,培养学生获取知识、发现问题、解决问题以及与人沟通、团结协作的能力。

在当今知识爆炸、科技日新月异的时代,如果仍然单纯采用传统的课堂授课模式,把过去与现在局限的知识灌输给学生,就跟不上时代的发展和学生对知识的渴求了。PBL 是一个反传统的教育理念,冲击了"填鸭式"的传统医学教学模式,通过教师引导下有目的的自主学习,培养终生学习的能力,是从"知识中心型"教学向"能力中心型"教学的转变,对培养高素质的医学人才具有十分重要的意义。

本书包括两部分。第一部分为理论篇,阐述 PBL 的基本理论,PBL 的组织与实施,PBL 的效果评价等内容;第二部分为案例篇,分为心血管系统,呼吸系统,消化系统,泌尿系统,神经系统,免疫系统,血液系统,性、生殖、成长病学,传染病与感染,内分泌系统与代谢性疾病,急诊与重症医学,运动骨关节系统等 12 个单元的案例内容。本书的特色之一是,大部分案例来源于一线医生提供的临床上真实的典型病例,尤其宝贵。通过基础医学及临床医生的精心编写后,全书图文并茂,其中的实验室检查和影像学检查具有真实性、直观性的特点,利于培养学生的临床思维能力。在该书的最后部分,提供了每个案例的问题提示,涵盖了基础和临床的问题,这部分仅供参考,在具体教学中,教师可根据课程需要引导学生提出新的问题。

本书的编写,得到了温州医科大学、温州医科大学附属第一医院及附属第二医院、浙江中医药大学、浙江大学医学院附属第一医院及附属邵逸夫医院、浙江大学医学院附属杭州市第一人民医院、杭州医学院、南方医科大学南方医院和东阳市人民医院等一线医生和教师的大力支持和积极参与。所有编者认真而积极地编写每个理论章节及 PBL 故事,并付诸了大量的心血,在此表示由衷的感谢和敬意!

本书适用于基础医学、临床医学及医学相关专业的 PBL 教学,可作为学生用书和教师参考书。由于编写时间仓促,水平有限,本书难免存在错误及不足之处,敬请广大师生及专家批评指正!

主编

2020 年 7 月

目　　录

第一篇　PBL 概述

第一章　PBL 的基本理论

第一节　PBL 的产生与发展

PBL 是 Problem-Based Learning 的简称,一般可译为基于问题的学习、问题本位学习或问题导向学习等。PBL 是以问题为中心的教学模式,以学生自主学习为主、教师指导为辅的小组讨论式教学法。以学生为中心是其精髓,自发求证、自主学习是其精神,知行合一、学以致用是其境界,终身学习是其目标。在教学中,PBL 是非说教性的、由学习者自己控制的学习,表现为以问题为导向、以小组为平台、以讨论为模式。学生是学习的主体,教师是学习的引导者、促进者,而非知识的传授者,学生围绕问题展开主动探索、证明、调查、预测、分析、解释及自我评价等活动,以小组合作学习和自主学习的方式,形成解决问题的思路与过程,在学习过程中掌握相关概念和知识,获得理解、分析和解决问题的能力。

一、PBL 的内涵

教育界有几种代表性的观点。"基于问题的学习"的最早创始人之一加拿大麦克马斯特(McMaster)大学的霍华德·巴罗斯(Howard Barrows)和南伊利诺伊大学医学院的卡尔森(Carlson)将其定义为:源于努力理解和解决一个问题的学习,这个问题是学生在学习过程中首次遇到的。他们认为"基于问题的学习"既是一门课程,又是一个过程。它由经过仔细选择、精心设计的问题组成,而这些问题是学习者获得批判性知识、熟练的问题解决能力、自主学习策略以及团队合作参与能力所需要的,因此可被认为是一门课程;它遵循普遍采用的用以解决问题或应对生活和事业所遇挑战的系统方法,又可被认为是一个过程。伍兹(Woods)认为 PBL 是指一种以问题驱动学习的学习环境,即在学生学习知识之前,先给他们一个问题,提出问题是为了让学生发现在解决某个问题之前必须学习一些新知识。该观点比较接近 Project-Based Learning,而非典型的 Problem-Based Learning。特里·巴莱特(Terry Barrett)认为 PBL 是 5～8 个学生在一个导师指导下共同学习解决真实世界的结构不良问题的学习方法。它不仅是一种教和学的技术,也是一种教育策略,包含了 PBL 课程设计、PBL 导师制、与 PBL 相匹配的评价以及 PBL 隐含的哲学原则。

案例是 PBL 讨论课的教材。传统的教学以课本为教材,教师按教材讲,学生按教材学。而 PBL 教学是基于问题的讨论课,这些问题隐于案例中。案例是编写者根据实际的病案或经验经过加工整理后,写成的适合 PBL 讨论课的教学材料。这些案例来源于实际生活,又高于实际生活,将拟学习的内容融于其中。案例的质量是保证 PBL 教学质量的关键,需要编写者有扎实的专业基础、宽泛的知识结构和良好的语言组织能力。案例既要符合教学大纲的要求,整合医学生所需要的生物、心理、社会方面的知识,又要创造情境,有故事情节以激发学习兴趣。

PBL 案例的主题以剧本的形式呈现。通常将一个典型的病例,分为 3~5 个情境或称为幕。每一个情境具有有趣、有吸引力、清晰、真实的特点,各自有不同的教学目标,内含不同的问题有待分析和解决。以日常生活的情境为学习素材,使学生有兴趣阅读,并渴望弄清其中的问题和相互的联系。讨论时,循序渐进,一个情境完成后再进入下一个情境的学习。

问题是案例的核心。问题具有开放、真实的特点,且能够自由探索,能引出与所学领域相关的概念、原理,能激发学生学习动机。问题通常分两个层次:一是根据教学内容创设的主要问题,涉及较多的知识和技能,需要全部学生参与查阅资料和讨论探究;二是一般问题,即对第一层次问题的细化和质疑,涉及相对较少的知识和技能,只需个别学生参与。问题的来源也有两个方面,即教师根据教学大纲设立的问题和激发学生提出的问题。虽然各阶段 PBL 案例的模式相同,但每个案例的学习目标有所侧重。基础医学的重点是通过案例的学习,将基础科学知识的有关问题引入案例中,让案例的各种元素引发学生深入探究。临床学科的重点是案例的诊断和治疗,重点强调通过临床或者疾病的特征得到一个诊断结果,进而进行正确的治疗。问题的答案具有不确定性,需要学生一起讨论学习,找到答案。

PBL 不仅是一种教育方法,更是一种教育理念。其理念具体可阐述为将知识的学习过程融入复杂的、情境化的问题中,让学生以团队协作的方式,通过解决真实问题获取知识、搭建知识体系,并在此过程中培养自主学习和终身学习的能力。现今 PBL 不仅广泛用于临床医学、口腔医学、法医学、护理、康复治疗学等专业知识的学习中,还逐步推广到了非医学类专业的教学中,PBL 是将来高等教育的主流。

二、PBL 的发展

(一)PBL 的起源

20 世纪 60 年代,加拿大 McMaster 大学把基础科学和临床问题合并,在医学生中开设了一个能灵活反映卫生保健需求变化所涉及问题的课程,并在教学中给学生提供提问和参与讨论的机会,即 PBL 课程。该课程在 1969 年由神经病学教授 Barrows 等首次报道,成为 PBL 发展史上一座重要的里程碑。PBL 教学最初在医学教育、工程教育领域率先引入。

相比既往的近代教育理念,PBL 是一个典型的反传统教育理念。PBL 以学生为中心,异于传统的以教师为中心的教学模式。在学习的领域里,PBL 的教育理念更注重学习的过程而非学习的内容,所以 PBL 的精神强调自主学习,以小组讨论为学习平台,以回馈作为改善学习过程的考量,打破了传统考试制度遗留的学习习惯。这样的学习理念能达到全方位教育的境界和终身学习的目的。

在传统教育思维的体系下,教师的角色是帮学生把知识列出、统筹、归纳和分析后,再整理成讲义或笔记灌输给学生,觉得这样才是为人师,才是真正意义上的教书先生,因此根深蒂固的传统思想阻碍了 PBL 这种新兴教学理念的发展和传播。

加拿大 McMaster 大学创立 PBL 以后,也度过了十年孤独漫长的岁月。当时在加拿大还没有一所医学院跟随 McMaster 大学的脚步;在美国愿意试行 PBL 的大学也寥寥无几,仅有新墨西哥大学(The University of New Mexico);在欧洲则以马斯特里赫特大学(Maastricht Uuniversity)为首,还有纽卡斯尔大学(Newcastle University)尝试实施 PBL 课程。

(二)PBL 传入欧美

1980 年,医学教育改革之风开始横扫欧美各国,PBL 研究文献的记载也增多了,PBL 教学模式被介绍到欧洲,荷兰、比利时、瑞典等国家先后开始了 PBL 教学的尝试。同时,PBL 教学在美国也取得了迅速的发展,并直接影响了世界大学龙头哈佛大学的医学教育。1985 年,哈佛大学医学院在 PBL 的理念基础上创建了"新途径课程(new pathway curriculum)",成为混杂式 PBL 课程(hybrid-PBL)的典范。

随后,PBL 在北美获得了快速发展,逐步形成完整、科学、成熟的教学模式,并不断被各大学采用。据 1991 年美国医学会杂志 *JAMA* 调查,北美已有 100 所以上的医学院部分或全部采用 PBL 教学,取得了良好的教学效果。之后,美国哈佛大学医学院即全部采用 PBL 教学。夏威夷大学医学院继哈佛大学之后,在 15 个月内由传统的医学课程转换成混杂式的 PBL 课程。由于夏威夷是东西方文化的重要融合点,很多的 PBL 理念也从这里传入亚洲。

英国的总医学委员会(General Medical Council)于 1993 年发布 *Tomorrow's Doctor*(《明日医师》)教育白皮书,书中述及传统医学教育的种种弊病并提出改善方案,其中就包括 PBL 的自主、自动、自律的学习态度及情境化的学习平台,重申了 PBL 的影响力和重要性。这不仅刺激了英国高等教育界的改革,也影响了过去以华人为主的英国殖民地(如新加坡等)的医学教育。1994 年,英国曼彻斯特医学院在 1～4 年级的教学中全面实施 PBL 教学。

(三)PBL 进入亚洲

PBL 于 1990 年初进入亚洲,首先在日本、泰国及马来西亚开展。日本私立东京女子医科大学的吉冈校长于 1991 年造访了 McMaster 大学医学院,返国后就开始筹备与规划 PBL 课程,尝试医学教育改革,并于 1992 年使该校成为日本第一所引进 PBL 的医学院。近年来,岐阜大学等医学院亦引入 PBL 课程,至今日本大约 80 所医学院中有 60 余所实施不同形式或规模的 PBL 课程。

马来西亚、新加坡、菲律宾、印度尼西亚等国的许多大学也在 20 世纪 90 年代初引入 PBL 课程,特别是马来西亚理科大学(University Sains Malaysia,USM)在 90 年代初建立新医学院时就全盘开展 PBL 教学。但由于受到社会、经济、文化、人才及信息资源的限制,PBL 在亚洲的采纳和应用并不普及,在实施层面上遇到重重困难。

台湾大学医学院于 1992 年引入哈佛式"新里程"课程,并购入哈佛大学的 PBL 教案,但由于未能舍弃传统授课的模式,因此开展的课程类似传统式的以教师为中心的临床案例讨论课程,失去了 PBL 特别强调的学生自主学习及基础与临床知识整合的精神。这也是传统教育体制及过度专业化所造成的弊端。1998 年台湾阳明大学根据自身实际情况,选择了美国密苏里大学的混杂式 PBL。1999 年台湾辅仁大学医学院全面采用类似 McMaster 大学医学院的 PBL 课程,成为台湾第一所也是唯一一所全面引入 PBL 的大学。

1993 年关超然教授率先在香港大学医学院生理学教学中开展 PBL。之后在时任香港大学医学院院长周肇平教授的大力支持下,PBL 在香港大学医学院继续发扬光大,于 1997

年正式开始实施 PBL 课程,目前 PBL 教学已占该校全部医学教育的 60%。香港中文大学、香港理工大学目前也不同程度地引入了 PBL 教学。

PBL 进入我国内地相对较晚,也是在医学教育中率先开展。1986 年上海第二医科大学和西安医科大学引进了 PBL,从而开始了 PBL 在我国医学教育领域的实践。20 世纪 90 年代以来,PBL 的应用迅速扩展,先后有湖南医科大学、第四军医大学、暨南大学等高等院校分别在基础课、临床课和实验课中部分试行了 PBL。2000 年 5 月,我国内地各主要医科大学的负责人,在香港大学医学院参加了"医学教育改革:香港的经验"研讨会,学习香港的 PBL 经验。之后,北京大学、复旦大学、上海交通大学、浙江大学、中山大学、四川大学、武汉大学、华中科技大学、山东大学、中国医科大学、哈尔滨医科大学等院校,陆续在部分学科开展 PBL 尝试,初步探索适合中国医学教育条件的 PBL 模式。由于我国高等医学教育的总体模式还是"以学科为基础"的课程体系占主导,PBL 教学模式的应用还处于初级阶段,仍属于小规模尝试,至今未在全国范围内广泛开展。

三、国内 PBL 的现状

(一)PBL 的实施形式

我国目前实施的 PBL 主要有两种形式,即"以学科为基础的 PBL 模式"和"跨学科并行的 PBL 模式"。受制于招生规模、教学资源等因素的影响,国内医学院校普遍难以实现"完全整合的 PBL 课程体系"。

以学科为基础的 PBL 模式多是引入了 PBL 的理念,在单门课程教学中借鉴了 PBL 小组讨论的理念和方法,增加了小组讨论授课安排,讨论内容多局限于单一学科内,较少涉及学科间的交叉融合。此种模式由于对原有课程体系的改变较小,在课程组织、课程安排上更易实现,比较符合我国教育国情和学生的思维模式和态度,因而成为当前国内医学院校初步尝试 PBL 所采用的主要形式。但是,此种模式也受到一些 PBL 专家的质疑,认为这只是符合 PBL 的外在形式,缺乏跨学科的知识融汇,未彰显 PBL 的精神实质。应该说,以学科为基础的 PBL 模式让更多的教师接触到全新的教育理念,让学生尝试接受了开放、自由的学习模式,师生均受益匪浅。在 PBL 推广过程中,作为过渡形式的"以学科为基础的 PBL 模式"对教师授课理念更新、学生终身学习能力提升都发挥了不可忽视的作用。

与以学科为基础的 PBL 模式相比,跨学科并行的 PBL 模式在多学科交叉融合方面做出了显著改进。它以混合型课程的形式开展 PBL 学习,一般作为独立的课程开设,与原有课程体系并存,根据年级或专业的不同,综合地、有侧重地应用问题导向的学习。教师团队由不同学科领域的专家组成,多学科的知识交互在一起,较好地实现了多学科知识的融合。复旦大学上海医学院和四川大学华西医学院是采用此种模式的典型代表,两所医学院在做法上非常相近,均从第 5 学期开始(八年制临床医学专业学生结束通识教育进入医学学习阶段),持续 3~4 个学期;以标准的 PBL 小组讨论形式进行学习,每组 8~9 名学生;每学期讨论 3~4 个病例,一个病例通过 3 次讨论课来完成。此种授课模式充分体现了"以问题为中心"和"以学生为本"的教育理念和教育思想,对培养学生终身学习习惯起到了较大的促进作用。但此模式仍然是在维持原有课程体系大格局不被打破的基础上建立起来的,在高校教学资源可承载的前提下,将 PBL 模式作为传统授课模式的补充,以实现提高人才培养质量的目的。

（二）PBL的实施效果

国内开展PBL实践的高校，已逐步体会到PBL不仅是具有可操作性的教育策略和模式，而且蕴含了深刻的教育理念。通过PBL教学，学生成长为自主的学习者和探究者，教师成长为学生学习的指导者和促进者。

PBL教学对培养学生理解教学内容能力、综合分析能力、语言表达能力、自主学习能力、总结归纳能力和查阅文献能力具有显著帮助。具体表现在激发了学生的学习兴趣，促进了不同学科知识的深度融合，巩固了既往已获得的知识，提高了沟通交流、分析问题、解决问题以及灵活运用知识的能力，培养了临床思维、团队精神、专业素养等。

同时，在PBL教学中，教师不再是知识的传授者，而是学生发展的促进者，学生自主学习的指导者，学生构建知识、能力和人文精神的合作者和引导者。在PBL课堂上，教师不再是教学的主体，但对其能力则提出了更高的要求，不但要掌握足够的专业知识和相关学科知识，还要熟悉案例中问题的设置背景、学习目标，了解各种评估学生表现的原则和方法，具备促进学生发现、分析和解决问题的技巧以及引导学生自我学习、自我评价的能力等。

（三）PBL面临的挑战和未来

随着时代的发展、科技的进步、教育理念的改变，PBL在大学体制改革和教学改革中愈来愈彰显其创造力和生命力。在21世纪全球化发展的时代背景下，高等教育面临着深化教育改革、推进创新人才培养、落实可持续教育的发展等挑战。越来越多的国家和大学在PBL实践中寻找到有效的解决方案。WTO相关数据显示，全球已有超过1500所医学院校在进行PBL教学模式的实践，并且随着时间的推移，这个数字还将增加。

PBL作为一种创新教育模式，得到了越来越多的重视和发展，其适应和普及早已超越医学和工程教育，而延伸到建筑学、心理学、教育学、经济学、管理学、法律等多个传统学科领域。其广泛应用还为建立并发展具有学科交叉、可持续发展教育和创新人才培养等特色的新专业及新学术领域提供了理论基础及实践方案，并已取得卓越成效。

目前，中国高等教育大众化正继续推进，在扩大规模的同时深化人才培养模式和教学改革，培养社会所需要的创新型人才和技能型人才，已经成为高等教育改革的重要任务。诸多研究和实践证明，PBL在培养学生学习能力、创造性思维、社会责任感、环境适应性等方面具有明显优势，尤其值得中国高校进一步学习和实践。尽管国内已经有不少大学引入了PBL的教学理念和方法，并借此推进了教学组织管理等方面的变革，但总体看来，国内高校对PBL的认识和应用尚处于起步阶段，相关理论知识需尽快普及，国际上的成熟做法和经验尤其值得借鉴和推广。

中国高等教育的快速发展为高等教育研究提供了丰厚的土壤，同时也对其提出了新的、更高的要求。积极推广国外有价值的教育理念和方法，借鉴成熟的教学经验，加强理论创新，为中国高等教育改革与发展实践服务，既是高等教育研究的发展需要，同时也是高等教育研究人员理应承担的重要使命。

第二节　PBL的目标

"以问题为中心的学习（PBL）"是一种新的教学模式。与传统教学比较，其特点是：以重能力培养代替重知识传授；以"学生为中心"代替"以教师为中心"；以小组讨论代替班级授课；从"知识中心型"教学向"能力中心型"教育的转变。PBL教学模式的优势在于：有利于培养和提高学生获取知识的能力和发现、分析、综合和解决问题的能力，以及与人沟通、团结协作等诸多能力。其主要目的是引导学生成为一个善于自主学习、能够终身学习的学习者，且具有良好的交流能力和善于解决问题的人，这正是传统模式培养的学生所缺乏的。因此，PBL的教学目标包括以下一些方面。

一、从问题中学习

从问题中学习是PBL的教学目标之一。PBL教学和传统教学的主要差异在于授课不再是教学的主要方式，PBL主要倡导学生从问题中学习，鼓励学生去思考和理解，而不是死记硬背现成的知识。PBL课程是由精心设计的案例（不一定是病例）组成，案例要适合学生的年龄、文化、已有知识和期望。每个案例包含若干真实、结构不良及开放性问题，案例情境应以新颖的方式呈现，以激发学生的学习兴趣。教师利用问题来引导学生探索和思考，学习隐含于问题背后的知识从而解决问题，在这个过程中主要强调培养学生发现问题、分析问题和解决问题的能力。

二、实现知识整合

在传统课程中，学生独立学习各学科的内容，每门课程都是独立讲授，这种方法不适用于PBL课程。PBL的目标之一就是知识整合。但在实际应用中，整合模式较为复杂、形式多样。比如按照人体的"系统"和"器官功能"将不同学科的知识内容进行整合，形成器官—系统教学模式。器官—系统整合课程的综合性特点为PBL提供了基础，便于案例的引导。学生在讨论PBL案例、准备学习问题时会运用到解剖学、生物化学、生理学、药理学、病理生理学和临床医学等多个学科的信息，以及案例中出现的道德和伦理问题。教师应引导学生整合各学科知识来解决案例中的问题。因此，PBL增强了学生的知识整合能力，也加深了学生对问题中出现的概念进行跨学科理解。

三、实现认知目标

PBL课程的首要目标之一是不断激发学生主动寻求与案例相关信息的兴趣，研究结果表明，与非PBL课程学生相比，PBL课程的学生解释问题更准确、连贯和全面，他们能有效地应用所学推理策略，并运用科学概念来解释问题。包括：①提出假设；②依据病史和临床检查的证据完善假设；③增强批判性思维；④整合基础医学和临床医学知识，以及由病例引发的社会心理、伦理/道德和其他知识；⑤运用基础医学知识来理解患者的临床症状和体征；⑥解释观察到的变化；⑦解释临床表现和检查结果；⑧应对不确定性，并学习作决策的技巧；⑨设计治疗方案，确定方案的目的和最佳手段。

四、促进小组学习

PBL小组由8～12名学生和一名指导教师组成，一般会在一起学习一段时间（比如一个学期），然后学生会被分到新的小组，与其他小组的成员共同学习。小组学习在发展协调技能、交流技能和合作学习技能方面有重要的作用。通过小组学习，有助于学习者建构自己的知识,使学生看到自己的不足,并提供机会,分享观点、验证想法、评估自己和他人对某些概念的理解。而且在讨论问题和处理不确定性问题时,提高学习的动力和参与性。小组学习尚能督促小组成员深入探究问题,激发对已有知识的理解,提供给予反馈和接受反馈的机会。

五、开展自主学习

自主学习是以学习者为中心的教育方式,是一种应对学习需求而采取的信息寻找行为,学习者有目标地利用各种学习资源克服其在知识、技能和职业发展中的不足。有效的自主学习要求学生具有自我评估、批判性思维等技能和有效的时间管理能力。在PBL教学模式中,教师要培养和引导学生开展自主学习,其过程主要包括:

(1)根据PBL案例提供的情境,通过小组讨论共同寻找案例中提供的关键信息,提出假设。在这个过程中,教师要引导学生善于发现问题,寻找学习主题。

(2)引导教师要教会学生运用多种资源搜集信息,学习地点、途径、资料等均由学生决定,可以通过教科书、期刊论文、网络资源进行学习或讨论,也可请教相关专家,通过各种途径去寻找解决问题的方法。

(3)通过学生的自主学习让学生掌握获取信息、甄别信息的技能,对问题作出解释,从而解决问题。

六、促进团队合作

当今的医疗服务通常需要多个团队合作,PBL让学生在小组中有效地学习,使学生对团队合作、有效交流和协作学习有更好的理解。诸如领导能力、合作能力、组织能力、优化和确立目标能力、解决问题能力、激发他人能力和时间管理能力等是医疗卫生专业所需的特质。小组合作可为成员提供相互支持,并为未来的职业行为打下基础。这种能力可通过树立团队中榜样的方式来培养,学生们观察到他们对于组内其他成员的影响。

七、培养批判性思维

探究性是PBL的特征之一,即学生主动探索、发现问题并解决问题。一般来说,PBL的问题多是一些结构不良的复杂性问题,并无固定的解决方法,也无唯一的标准答案,甚至现有的知识也无法解决。因此,教师要引导学生不断探索、学习新的知识。在PBL学习过程中引导教师的首要任务之一是不断激发学生主动寻求与案例相关信息的兴趣,重点培养学生的批判性思维。要实现这一目标,需要掌握以下认知技能:

(1)依据病史和实验室检查证据提出和完善假设;

(2)整合基础医学、临床医学、心理和伦理及其他知识;

(3)运用基础医学知识解释患者临床表现的机制;

(4)验证假设;

(5)解决问题、确定治疗方案。

在学习过程中,引导教师要重点培养学生能够批判性地分析信息、验证假设、解决问题和作出判断的能力。通过PBL的学习,转变学生的思维方式,增强认知能力,学会运用知识来解释假设和解决问题。

第三节　整合课程与PBL

目前我国大多数医学院校的课程按学科设置,一个学科一门课程,这种课程体系的优点在于体现了医学科学的系统性和完整性,具有科学、严谨、系统的特点,能使学生比较迅速有效地掌握更多的知识,方便教学的实施与管理,学生也容易适应,学到的基础知识扎实。但这种教学方式有明显的缺点,不利于PBL教学,表现在:分期明显,基础与临床分离,不利于形成学习动机和学习目的;正常与异常分离,偏离医学工作实际;学科之间联系少,难以形成临床服务所需要的分析问题、解决问题的能力;学科知识之间的重叠度较大,学时数过多,限制了学生的自主学习时间;教学方法以教师为中心,主要进行知识灌输,不利于职业价值的形成。

随着医学的不断发展,各学科之间交叉融合,使得医学教育不断在变革以适应未来发展的需要。在这过程中,学科边界逐渐模糊,融合不同学科的整合课程取而代之成为改革的潮流和趋势。医学课程整合也是我国近期和远期的努力方向和趋势。医学整合课程是指打破学科界线,将不同却有内在联系的科目或相关联的教研室相互结合或融为一体的一种课程模式。它将传统学科,如解剖学、组织学、影像学、内科学、外科学等按一定的特点相互组织起来,特别是通过问题或病例将它们相互融合,形成一种新的结构,使学生在学习过程中形成一个完整的医学知识框架。

医学整合课程可以分为水平整合和垂直整合。水平整合是指在相互平行的学科,一般分别局限在基础学科领域和临床学科领域内,如解剖、生理和生物化学之间或是内科和外科之间的整合。垂直整合是指将传统模式中不同教学阶段的学科结合起来,一般是基础医学学科与临床医学学科的整合。垂直整合可以贯穿整个课程结构,前期注重基础科学,后期则强调临床科学。另外,还有人文科学和生物—心理—社会科学同基础科学与临床科学的纵向整合。然而,在实际应用中的整合模式较为复杂,形式多种,水平整合和垂直整合往往并存。

随着医学课程研究的不断深入,新出现的课程模式往往都是整合性课程模式。整合课程可以分为:①学科间的正常人体学课程整合;②以器官为中心的课程整合,包括正常结构与功能的水平整合、从正常到异常的垂直整合两种;③以疾病为中心的课程整合;④以临床症状为中心的课程整合;⑤混合式课程整合,是在学科基础上的水平和垂直整合。

为了保证教学体系的完整性,国内大多数院校采取以"器官""系统"为线索的整合课程。器官系统整合课程将"以学科为主"的基础课、临床课整合成"以器官系统为单位"和"以问题为中心"的教学模式。在新课程体系的构建上,以器官系统为单位组织课程内容。不同的学校有不同的组织方式。如汕头大学整合为人体结构、基础学习(分子生物学、生物化学、组织胚胎学、生理学、药理学)、消化与营养、心血管与呼吸、感染与免疫、肌肉—骨骼、神经学、疾病机制、药物治疗、机体平衡、生殖—性—发育和生长、肿瘤学等12个模块。华中科技大学同济医学院整合成呼吸系统、消化系统、泌尿生殖系统、心血管系统、血液内分泌免疫系统、头颈皮肤运动神经系统、感染性疾病等7个系统。西安交通大学的基础医学课程整合成12个区段,依次为人体生物学绪论、运动系统、感觉器官与神经系统、内分泌系统、宿主防御系统、心血管系统、肿瘤与血液系统、呼吸系统、消化系统、泌尿系统、生殖系统、生长发育等。

这种整合以器官系统的疾病为基础,按照形态结构—生理功能—病理状态—药物治疗,将解剖学、组织学、生理学、病理生理学、病理解剖学和药理学知识串联起来,从器官系统的大体解剖到微细结构,生理功能过渡到病理状态,再到药物治疗。这种融合体现了结构与功能、宏观与微观、生理和病理、疾病与治疗的综合,更加注重知识的系统性和连贯性,优化了课程体系,使不同学科不再是彼此孤立和脱节的,有利于全面掌握与疾病相关的医学知识。因此,通过将基础医学和临床医学学科进行整合,在整合课程的基础上进行 PBL 教学,建立整合课程 PBL 教学体系。

整合课程 PBL 教学体系典型实例:

1.美国内布拉斯加大学医学中心　其临床医学专业的前两年为理论学习阶段。这个阶段全部以整合课程的形式进行授课,摒弃了传统学科的框架。以第一学期为例,整个学期被两门核心课程,划分为两个教学阶段,每个教学阶段上午进行理论授课,下午进行整合临床课程(Integrated Clinical Experience,ICE)、小组讨论课、PBL 教学、实验及临床技能教学(见表 1-1)。

表 1-1　美国内布拉斯加大学医学中心第一学期课程结构

	1～10 周	11～17 周
上午	人体结构和发育核心课程	细胞过程核心课
下午	整合临床课程 1	
	实验/实践课与小组讨论课等	

为保证同一模块内的课程在时间上相互衔接,授课期间不穿插任何其他课程。因此,为使学生在学习过程中不会被打断,教师授课也不必重复旧知识点,可以专注于讲授重点难点,提升授课效率。下午的课程是对理论教学的巩固。临床整合课程,主要是帮助学生掌握与临床相关的理论知识,并尽早地获得临床实践机会、培养临床意识与思维。这门课包含医学不同分支的介绍,如询问病史、身体检查、沟通技巧、行为学、伦理学、预防医学和卫生政策等基本知识与技能。此外,就是实验课和以临床案例为基础的小组讨论。

内布拉斯加大学十分重视 PBL 教学。每个核心课程都会安排至少两个专题的 PBL 课程,每个专题又包含三次讨论,跨时两周。通过 PBL 教学,培养了学生主动学习的能力,也帮助学生复习巩固所学知识,掌握运用知识的方法。在整个课程体系中,PBL 是帮助学生将知识融会贯通的重要教学模式。

2.美国加州大学洛杉矶分校戴维·格芬医学院　该校采用以器官系统为中心的医学整合课程,以 PBL 教学方法贯穿整个学习过程。学习过程分为 3 个阶段:第 1 阶段(第 1 年和第 2 年)以医学基础课程为主;第 2 阶段和第 3 阶段(第 3 年和第 4 年)为临床轮转。第 1 阶段是基于模块形式的课程,目的旨在增加学生对从正常人类生物学到疾病过程的整合的理解。模块将每一系统疾病涉及的基础(包括解剖学、组织学和胚胎学、病理学、生理学、药理学、生物化学、遗传学和基因组学)与临床知识以系统、疾病为中心进行有机整合,使学生循序渐进地从正常到异常,从生理到病理进行学习。前两年共分为 9 个模块,大多数模块的教学时间为 9 周。第 1 年的模块学习侧重于人体生理过程,第 2 年的模块学习则注重于疾病的病理过程。课程由浅入深、纵横交织,保证了学习知识的全面性和系统性。

作为戴维·格芬医学院临床教育教学的主要手段,PBL 贯穿在整个教学过程中,且第 1 年和第 2 年的 PBL 课程是循序渐进的,建立了一套比较完善的教学模式。

3.温州医科大学　温州医科大学第一临床医学院联合基础医学院、药学院、检生学院,从 2014 年开始实施以"基础—临床"整合、"疾病—系统"整合为主要目标的一体化课程整合教学模式改革。以培养学生"系统、综合和融会贯通的整体医学思维"为目标,改革传统的以学科为基础的三段式医学课程模式,将人文社会科学知识、自然科学知识与医学知识相结合,基础医学与临床医学相结合,以系统为单位,将基础医学、临床医学各学科的内容进行横向与纵向的深度融合,构建基础课程、桥梁课程、临床课程和实践课程更为协调的一体化课程体系。系统内实现组织结构、疾病机理、疾病诊断与治疗、疾病预防等知识串联,设置运动系统骨关节病、神经系统、免疫系统、感染病学、内分泌系统与代谢性疾病、循环系统、呼吸系统、消化系统、泌尿系统、性—生殖—成长病学、血液系统等 11 个系统,每个系统按发病原因、发病机制、诊断、治疗、预防等知识联系设置内容,每个系统涵盖组织胚胎学、生理学、病理生理学、病理解剖学、诊断学、影像学、药理学、内科学、外科学等课程,使学生建立机体正常—异常、疾病诊断—治疗的知识体系,从而更好地培养学生的临床思维。在开展基础医学与临床医学整合课程基础上,每个系统推行 PBL 教学,促使学生主动发现问题,以问题驱动学生去获取帮助、分析问题,最后解决问题。新教学方法的实施,加强了教师与学生的互动,教学氛围活跃,学生自主学习能力、交流沟通能力、综合分析能力均得到明显提高。

第二章 PBL 的组织与实施

PBL 是以案例为载体、以问题为基础、以学生为主体、以教师为引导、以小组讨论的形式，通过对案例情境的分析，从中提出基础医学、临床医学以及社会人文等诸方面的问题。随后学生进行资料查找、自学、研究等工作，努力寻找解决问题的方法，最后回到小组中进行充分讨论，并对问题进行回答，从而掌握相关的知识。PBL 的科学设计和有效实施是保证PBL 教学质量的关键。

第一节 课前准备

一、PBL 中教师准备

（一）明确教师在 PBL 中承担的角色任务

PBL 是"以教师为中心"转向"以学生为中心"的基于问题的学习模式。而传统的教学模式以教师作为课堂的主导，教师是传授专业知识和技能的主体，角色定位是专业型教师，是专家或者教授，是教学任务的指导者和监控者。在这种根深蒂固的模式和教学行为惯性影响下，刚刚开始接触 PBL 的教师有时很难转变角色。因此，明确 PBL 中的教师的角色任务对于保障 PBL 顺利进行至关重要。

1.教师是 PBL 教学过程中学生发展的促进者 教师促进者的角色责任是帮助和促进学生构建知识、个性和品质。在 PBL 教学过程中，教师应积极地旁观：当学生在自主讨论与分享时，教师应积极倾听、认真观察，真正地理解和感受学生的所做、所思、所感，及时动态掌握学生状况并采取适当的引导与指导；教师应注意促进激发学生自主学习的动机，可基于建构主义理论通过 PBL 教案一幕幕情节诱发学生思考和学习的兴趣，适时提供适当的线索，怎样引导，以及用何种语言、方式和技巧引导，在什么样的时机下引导等往往是课前 PBL 教师需要预先培训与准备的内容；教师应注意促进学生分享自己的想法和情感，为 PBL 营造相对轻松、开放和相互信任的良好氛围，建立有包容性、接纳性和支持性的师生关系，尽可能地给予学生舒适和放松的心理环境和精神鼓舞，使学生愿意积极参与到 PBL 中，活跃思维，无所顾忌和畅所欲言；教师应注意促进学生个性与品质培养，促进学生形成良好的学习习惯，引导学生对自律能力、与他人协作和友好相处能力的培养，以及对职业素养、职业情操、富有爱心、同情心和同理心等品质的培养。

2.教师是 PBL 过程中的引导者 引导者是与促进者相辅相成的角色任务，是指在 PBL 过程中，要始终将自己的角色定位于支持和帮助学生学习和自我解决问题，而不是以教师自己的意愿和知识背景去直接给予学生知识答案和解决问题的方法。这就是我们所说的 PBL 中"授人以鱼"和"授人以渔"区别之所在。教师不仅要引导学生善于发现问题、解决问题或帮助学生寻找和获得解决问题的途径与方法，还要充分保有和激发学生的创造力，及时抓住机会发展他们的思维能力和培养科学情趣。PBL 教师不应该显露出学生对相同问题的不同见解，甚至有时是错误的观点的批判倾向性态度。作为引导者，教师不应该过多介入学生自主的 PBL 过程,而是将舞台还给学生,对学生的指导应适度,点到即可,将思考和想象的空间充分留给学生,引导学生去质疑、探究和创新;也不应该以裁判的身份去判决学生观念、行为和情感表达的对与错,而是应引导学生去发现错误和纠正错误。

3.教师是 PBL 过程中的参与者 在 PBL 中,教师不能仅仅作为旁观者,教师还应是学生构建知识与能力的高级伙伴。尽管 PBL 将教师作为"教"的主导地位打破,但并不意味着降低教师在教学过程中的地位与作用。而是要求教师能更有技巧、更有艺术和更有效地教,这种达到学生学习目的的"教"(引导)反而对教师提出了更高的要求。此外,教师作为参与者的角色,是指教师在小组讨论中尽可能地融入小组成员中去,可以适时地参与讨论。这种讨论可以是通过对学生分享观点提出的反馈或疑问,也可以是预先设定而等待时机的技巧性引导。这样既能自然地给学生创造一个轻松的氛围,不会刻意地以一个教师的身份存在于小组之外,反而使学生能更放松、更愿意表达自己的想法。

4.教师是 PBL 过程中的评价者 在 PBL 中,建立合理有效的评估体系是关键的一环,通过评价能反映学生的自主学习情况、向学生提供及时、恰当的反馈以帮助学生更好地发现问题、自我修正和发展。教师要对学生的学习态度、任务进展、课程参与程度、小组合作程度等进行全程跟踪。当一个案例结束后,导师要对小组讨论的学习目标达成情况、讨论的工作效率、小组成员参与讨论状况、沟通过程、不同意见的相互沟通和达成共识的能力、发言状况、分析问题能力、查找资料能力等方面给予回馈。同时,纳入学生自我评价以及学生间相互评价,以公平客观的形式评价学生在 PBL 教学过程中的表现,使学生有效地完成学习任务。

(二)PBL 教师的招募与培训

1.PBL 教师的来源

(1)医学院校本专业专职教师:专业相关的专职教师是 PBL 教师中的核心组成,主要为医学院校中该专业的全职教师。有研究显示,这类教师的优点在于他们对教学有极大的热情,能较全身心地投入 PBL 的教学教育改革中,由于专业知识背景与 PBL 内容背景相关,他们往往能较好较快地熟悉和掌握 PBL 情景所预设的问题,对需要达到的知识目标层面有较准确的把控度。但这部分教师由于太过熟悉 PBL 内容的专业背景,往往可能造成他们对 PBL 过程有过多介入,对学生的小组讨论中出现的错误知识显露评判性表情和态度,甚至可能给予学生直接答案。因此,对部分教师的培训需要格外侧重避免 PBL 过程中不适当引导和介入的发生方面的培训。

(2)临床专业教师:临床专业教师一般为医学院校附属教学医院的非专职教师,也称临床讲师。他们具有丰富的临床一线经验,为 PBL 教案编写提供了充足鲜活的素材来源。但是可能因为相对缺乏教育教学经验,他们对 PBL 过程的把控、对教学目标和 PBL 引导方式与方法的应用等方面可能会较薄弱。近年来,随着 PBL 模式的普及和应用,许多临床一线教学人员发现,将 PBL 方法引入临床医师和护理人员培训,尤其是将其应用于特殊或疑难案例的分析中不仅可以更好地促进医务人员对疾病本身的认识、诊断与分析,还能使他们更多地关注到病患、其社会支持系统与医疗环境发生的关系,以及法律、伦理、人文关怀等方面的问题。

(3)其他非专业教师:当一所医学院校开展规模较大的 PBL 教学时,专业领域教学人员可能远远无法满足 PBL 教学需要。而在 PBL 中的教师角色也可以由非专业教师承担。这

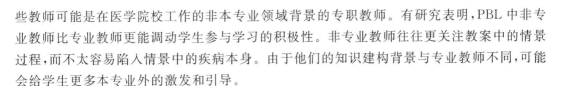

些教师可能是在医学院校工作的非本专业领域背景的专职教师。有研究表明,PBL中非专业教师比专业教师更能调动学生参与学习的积极性。非专业教师往往更关注教案中的情景过程,而不太容易陷入情景中的疾病本身。由于他们的知识建构背景与专业教师不同,可能会给学生更多本专业外的激发和引导。

2.PBL教师的培训

(1)PBL基本流程培训:对于尚未接触或刚接触PBL方法的教师,需要了解PBL的核心理念、基本流程和方法,明确教师的角色任务。最好的方式是通过工作坊的形式进行实际训练,也可以通过观摩或参加真实的PBL流程来获得经验。目前国内同济大学医学院等院校已建有专门的PBL观摩室,受训教师可以通过PBL教室相邻的单向呈像观摩室,在不干扰原PBL小组的状态下对PBL全过程进行观摩。这种方式常用于PBL教师的评估。也可以在PBL教学实施过程中配备新教师作为助教,助教可以帮助主导教师分发教案,收集学生反馈资料,而不直接参与PBL流程,不介入小组讨论,在多次观摩与参与过程中,助教逐渐成长为成熟的教师,这也是帮助PBL师资队伍扩充的一种有效措施。

(2)教师引导技能培训:在熟悉PBL过程中,可能出现的小组讨论的障碍和排除策略,同样可以通过工作坊实际训练。培训师带领学员组成小组,教师们轮流以学生或教师的身份进行实战演练,亲自体验PBL教学流程,由理性认识上升到感性认识。此外,还要注意培训PBL与其他领域的结合,如与社会心理结合、与法律和伦理结合或与循证医学结合进行进一步的临床技能实训。这样才能帮助学生更好地讨论和分享观点,才能胜任引导者的角色。

(3)教案使用培训:明确教师教案和学生教案的组成和使用方法。对拟使用的教案进行介绍和进一步的讨论,使教师能熟悉教案的内容、学生需要达成的目标,掌握教案的使用方法、可能遇见的问题、应对的措施和引导策略等,并通过讨论提出问题、解决问题并达成共识。

(4)教师评价能力的培训:在PBL中不仅需要教师引导和参与整个过程,对学生的评价也是必不可少的一环。PBL教学评价包括教师对学生的评价、学生自评和同伴互评及对小组整体的评价。通过培训,教师要熟悉PBL评价中各种评量工具的项目内容和使用方法、评价标准,以保证评价分数的相对公平性和客观性。教师在PBL过程中要认真观察每位学生的表现,并在小组讨论结束后给予学生反馈以帮助学生更好地发现问题、自我修正和发展。

二、PBL中教学用物的准备

(一)教案的准备

1.教师版教案　教师版教案一般包括学习目标、情景摘要、情景内容、教师注意事项、讨论的问题、参考要点、课程小结、参考资料等八个部分。教师要在课前熟悉教案的组成和内容,教案所划分的幕数、每一幕的情景内容、希望学生讨论的问题、学生可能出现的问题,以及可能需要的教师引导等。

2.学生版教案　学生版教案一般包括每次情景的分幕内容以及参考资料的提供,包括一些推荐的参考书籍、杂志、文章和网站等。

（二）其他教学辅助材料的准备

有些PBL附有检查结果资料,如胸片、心电图、B超检查、CT检查、MRI检查及其他检查报告。有些PBL采用视频播放的形式,如一些特殊的临床表现,甚至直接采用一段视频拍摄的短情景形式。这些辅助材料都需要提前准备。

三、PBL中的学生准备

1.小组成员组成　PBL小组成员8~10人,小组成员可按学号顺序组成,也可随机选择。成员的选择应注意以下几点:小组人员最好不要过分熟悉,如非常要好的闺蜜、情侣等,这样可能会造成在讨论时,感情特别好的组员可能会自己私下讨论而无法很好地参与到整组同学的讨论中来;小组成员不宜过多也不宜过少,小组成员过多,在有限时间内人均发言的机会较少,教师在对小组成员评价时,成员过多可能会影响教师深入了解每位成员的特征和表现;成员过少,则头脑风暴的范围和提出问题时的思想碰撞受到局限,也会影响讨论效果。

2.PBL流程培训　传统的教学方式,获得知识的来源主要是教师的传授。教师只负责讲授,学生只要带着书本坐在课堂中,至于学生是否在听,听课效果如何,缺少动态跟进与评价。而在PBL中,则大不相同。教师作为旁观者退出三尺讲台,学生要自己在PBL中分享观点,讨论问题,学生上课远不如传统教学方式时来得轻松。对于第一次接触PBL的学生,需要了解PBL的理念和基本流程,这样才能更好地接受和投入到新的学习方式中去。教师需要向学生说明PBL的核心理念、方法及目的,以帮助他们实现学习目标。可采用简单的情景,由几位同学组成小组,以教师作为组长,让学生体验并向学生展示PBL的基本流程。

3.学生评价培训　让学生了解在PBL中教师对学生评价的内容和标准,学生自评、学生对同伴评价的内容和标准以及学生对引导教师的评价内容和标准。

四、PBL环境的准备

小组讨论的环境应该有利于PBL的顺利开展和进行,有利于构建轻松良好的讨论氛围,有利于学生头脑风暴,激发学生的思维拓展。PBL讨论空间:可以是合适的小教室,有研究表明过大的教室不利于PBL讨论的氛围营造;围坐的桌椅摆放,最好的摆放方式是让所有的参与者都处于平等的座位,而不分主次;可供书写的大黑板、白板或可以投屏的电子版等。

附:PBL课程流程示范

一、开场白:简单、扼要,使学生明确PBL教学方式、学习目的、评价标准等。

话语参考:"今天我们开始进入PBL教学课程,它与传统课程有很大的不同。在这个课程中老师和你们的角色都发生了变化。你们从现在开始就是这堂课程的主持者和主导者,而老师只是个观察者、促进者、引导者和评价者。我们会在每次PBL课程中依照小组成员的课前准备、参与讨论的积极性、对该小组的贡献度、表达的清晰度、思维的严密性以及与同伴的合作性等方面来给每位小组成员评价。希望大家从今天开始能很好地完成这样一个角色转换,也希望PBL课堂能给大家在综合能力的提高上带来帮助。"

二、组员分工:小组成员自我介绍,提供学生分工的信息,推选书记员,明确职责。

1. 组长:组织 PBL 的全部过程。在刚刚接触 PBL 时,学生还不太熟悉流程,组长往往由导师承担。

2. 书记员:及时记录小组成员的讨论内容。通常用白板、白纸或电脑屏幕投屏。需要注意的是,书记员自己也应参与讨论。

3. 组员角色:出席上课,互相学习,相互尊重,注重互动与沟通技巧,给予反馈,自省并乐于接受他人反馈,对其他同学的不同观点不批判。

话语参考:"在开始 PBL 学习前,大家依照分工选出本组的组长和书记员。组长职责是负责组织整个 PBL 的流程,书记员的主要职责是记录每位成员的讨论重点内容和主要观点,并进行归纳总结、列出提纲,于课后发放给每个小组成员。每次 PBL 课的组长和书记员由大家自愿承担,希望大家积极地为自己小组服务。"

三、提供信息:提供第一个情境信息,请小组成员读出信息内容。

话语参考:"现在大家拿到手的是我们第一个情境,现在我想请一位同学帮我把信息的第一段内容给大家清晰地复述一遍。"

"第二段,谁主动愿意为大家复述呢?"

"第三段……"

四、头脑风暴:依据情境中的信息,引导学生尽可能多地提出与情景相关的问题。

话语参考:"大家刚才已经清楚地把情境内容复述了一遍,你们觉得第一个情境中有什么问题值得大家去弄清楚和去解决的呢? 书记员,现在就要发挥你的作用了,在大家提问题的同时,你要把它记录下来。"

五、归类提炼问题:依据学生的问题进行归类和提炼,剔除与学习目标关联性不大的问题,保留 6~8 个相关性强的问题。

话语参考:"大家刚才表现都很好,提出了很多大家感兴趣并且希望通过自己的努力去解决的问题,可是大家有没有发现,你们提出的问题中,有些有一定的相似性,还有些问题可能与我们无关或并不是值得我们去学习的或只是情境未提供的一些非相关信息而已,例如刚刚甲同学提到'我想知道她有闺蜜吗?'就与我们要学习的目标无关,这样的问题大家就可以剔除。现在我们来把问题做一一的整合。书记员请你把整合的问题记下来。"

六、问题排序:可用投票的方式。

话语参考:"大家刚才把我们提出的 10 多个问题做了一下整合,归纳起来其实就是这 6 个问题,这些问题有些对于我们的学习非常重要或者大家非常感兴趣的,有些没有那么重要或不是那么多同学感兴趣。那你们看看是不是有必要将这些问题依据重要度和感兴趣度给它们排一下序呢?"

七、提出目标:每位同学都需要就每个问题进行查找,然后贡献给小组参考。

话语参考:"大家已经通过自己的分析提出了自己想要解决和感兴趣的问题,在下一次PBL 课前,你们有 1 周的时间需要通过图书馆内的相关专业书籍、图书馆电子文献检索数据库、临床老师以及各大网络信息等资源来寻找相关的资料,解决自己的困惑,总结归纳后在下次课程中进行汇报,并提出新的问题。"

八、反馈小结:学生总结在这次 PBL 中自己的表现(第一幕到此为止)。

话语参考:"在这堂课中大家初步体验了 PBL 的教学方法,它是不是与传统的教学有很大的不同,大家可以谈谈自己体验了 PBL 课程后的感受和想法,组长和书记员也可以谈一谈你们的感受,也给下一次的组长和书记员提供一些参考意见。"

"大家都对自己的获得做了很好的总结,也发现了不少问题,希望一周后在你们的第二次 PBL 课程中,同学们可以有更好的表现。谢谢大家!"

第二节　小组讨论

一、小组讨论的基本流程

(一)第一阶段

第一次 PBL,一般为 3 学时,完成第 1、2 幕讨论内容。

1.破冰　小组成员做简短的自我介绍,PBL 导师先以身示范,然后由小组成员一一做介绍。

2.确定学生组长和书记员　确定学生组长 1 名,书记员 1 名。学生组长和书记员最好由学生自己自愿轮流担任,有时没有学生自愿担任时也可由教师指定。组长和书记员的轮换可以帮助学生体验组织者和服务者的角色,锻炼组织能力和归纳汇总能力等。

3.熟悉教案　分发学生教案第一幕资料,教师就案例做简要说明,学生组长(通常第一次由教师暂时充当)带领小组成员了解第一幕临床情景。

4.头脑风暴,列举问题　采用头脑风暴的方式从教案中列举问题,对提出的与案例相关的所有问题进行初步聚焦、归纳、整理和总结,寻找可以解决问题的假设,或支持或反对某种表现的假说,并从假设中决定最后需要学习的主要问题。

列举问题的过程可以分成四个步骤:

(1)事实(Facts):教案情景展示中的有用信息,包括阳性临床症状、体征,心理、社会、精神健康状况,以及法律、伦理或道德问题等方面的有用信息,称为案例中的事实。

(2)假设(Hypothesis):依据情景中的有用信息,聚焦和汇总后提出的患者可能存在的一些问题。这些问题可以是临床的某种疾病诊断,可以是护理问题的护理诊断,可以是存在的心理、社会、精神健康问题,也可以是法律、伦理或道德层面的问题,如"病患没有医疗保险支持""人工流产病患为未成年少女"等。

(3)需要知道的问题(Need to know/do):在提出假设后,可能要进行的后续进一步的检查、评估,以支持或推翻假设。

(4)学习目标(Learning Issue):结合原有的知识背景和该幕中讨论的问题,最后聚焦、归纳和汇总,学生们自己得出需要学习的目标,并将其一一罗列。

5.学习目标确定　应用已有的知识来解决目前问题,对学习目标进行分类,确认学习目标的范围,确定每组学生必须学习的议题和可以选择学习的议题,最后分派任务。

6.利用资源,课外自主学习　可用的资源有学校的专业教材、相关参考书籍、杂志、学校图书馆提供的数据库、网络信息、临床教师等。学生可以采用一切资源去寻找解决问题的方法和答案。

(二)第二阶段

第二次 PBL,一般为 3 学时,分享第一次成果资料,完成第 3、4 幕的讨论内容。

1.资料分享　小组成员反馈接受任务后查找资料的成果,分享获取资料的途径和方法。列出仍未解决的问题。

2.分发教案　依照第一阶段流程,继续完成小组讨论,列出问题,提炼学习目标。

（三）第三阶段

评价与反馈,一般30~45分钟。

小组组长、书记员及每位学生都要对自我进行评价,学生与学生之间进行评价,学生对教师、教案进行评价,教师对学生进行评价。评价最好当堂进行反馈。

（四）第四阶段

课后反思与学习报告。

1.课后反思　小组成员在课后对PBL过程进行反思,包括自己的心得体会、进步与收获、疑问与建议等,可以采用反思日记的形式。

2.学习报告　小组成员轮流负责收集、汇总各成员的学习资料,根据PBL小组讨论的情况撰写学习报告,与其他组员分享,并上交课程负责教师。

二、小组讨论的注意事项

(1)在第一次PBL的破冰中,可以介绍个性、兴趣爱好、星座和属相等学生们比较有兴趣且较轻松的内容。较轻松的介绍不仅可以使小组成员初步了解对方,还可以让PBL课堂氛围变得自在、放松。此外,教师也可以提前准备小游戏或小零食来给PBL的第一次课破冰,更快促进良好氛围的营造。

(2)组长和书记员的角色承担可以帮助学生体验组织者和服务者的角色,锻炼组织能力和归纳汇总能力。在PBL过程中,组长要负责主持整个讨论,要注意时间把握。书记员要准确记录学生提出的问题、假设、思路等。因此,教师应积极鼓励学生们自愿担任组长和书记员角色,尤其对于比较内向和害羞的同学。如果有必要的话,教师也可以用指定的方式。

(3)在头脑风暴环节中,由于此幕可能只露出案例中的冰山一角,学生列举的很多问题会与案例相距甚远。教师应给予学生尽可能大的空间,让学生充分激发潜能、畅所欲言,当学生离题太远时教师再适时介入。

(4)在资料查找中,要求学生的资料来源不能仅从谷歌、百度等搜索工具中获得,学生需要查找专业书籍和期刊,注意循证医学理念的应用,所有查找问题的分享资料都应有相应的文献支持,并注明资料来源。若低年级学生不会运用专业文献检索方法时,指导教师要对学生进行相应内容的指导与培训。

(5)在评价中,尤其是学生的自我评价中,鼓励学生分享自己觉得做得好的地方,比上一次进步的地方,而不是仅仅说自己哪里做得不好。这样可以帮助学生看到自己的进步和成长,获得成就感,而在后续PBL中产生积极的效应。

三、小组讨论的基本原则

1.小组成员对自主学习有责任感　学生不迟到、不早退、不能无故请假或缺席PBL小组讨论。积极参与小组的任务分工,以及资料查找、汇总和整理。

2.小组成员彼此尊重　小组内每位学生都有表达自己观点和意见的权利,不随意批判他人的观点。对同一个问题允许有不同的观点,彼此之间应互相尊重,不进行人身攻击。要围绕案例展开讨论并提出问题或议题,而不是根据个人的兴趣讨论远离主题的问题。

3. 小组成员彼此协调合作　要求每一位学生在每一次讨论过程中都必须发言,对分派的任务要有认真负责的态度,对资源知识的分享需要对知识内化、提炼后加以展示,而不是采用简单复述的方式。

四、小组讨论中常见的问题和解决方法

1. 讨论过程中的沉默和冷场　这是一开始接触PBL学生小组讨论中常见的问题。教师或小组长可以设法引导其他同学发言,如指定一位同学发言,问他的想法或看法,如"某某同学,你对晓红左侧胸部的破溃有什么看法?"。也可以组长自己发言后引发其他同学思考,如"我觉得右下腹的疼痛可能是阑尾炎的问题,你们觉得呢,有没有其他什么看法?"

2. 讨论过程中过热或攻击　如对一个问题不是深入讨论而是纠缠不断的状况,可以适当转移话题,也可以请沉默或中立的同学谈谈他们的看法。请学生针对分析问题的本质去探讨解决,而不要纠缠于证明谁对谁错。

3. 讨论过程中的跑题　跑题是PBL中尤其是刚开始接触PBL讨论时常见的问题。有时是学生提出的问题过于天马行空,以致和案例毫无关联,有时是讨论过程过于随意,学生闲聊家常。这时适当的介入是很有必要的。可以适时提醒学生讨论时间管理的必要性。或在偏题过远时帮助学生理清为什么会跑题到这个议题的思路轨迹,让学生自己意识到,继续这样的讨论对解决问题没有帮助。

4. 讨论过程中的教师依赖　刚开始接触PBL的部分学生可能没有很好地从传统教师主导的教学模式中转换角色,一遇到解决不了的问题就想向老师征询答案。还有一些学生害怕自己提出的问题存在错误,在提问题时不断向老师寻求肯定。应告诉学生,不要害怕发言和提问题,不要指望老师会给现成答案,答案是要依靠他们自己去搜寻资料来获得。

第三节　PBL 与医学人文

"健康所系,性命相托",医生职业的神圣性决定了医学的人文性。古人"医乃仁术"的经典命题至今依然是对"医学"精辟的诠释。医生面对的是人,是具有情感、爱好的人,因此,医生看的不是病而是人。医学之所以崇高,不仅在于它攸关人们的生命健康、疾病痛苦,更在于它强烈的人道主义气息和浓郁的人文关怀,从健康、疾病的概念到临床决策过程,都蕴含着对人类价值的肯定和关心。"有时,去治愈;常常,去帮助;总是,去安慰",这句流传世界的名言告诉我们,医师的职责不仅仅是医治患者的躯体疾病,事实上因为医疗技术的局限,很多疾病是治愈不了的,但是医生总可以去帮助、去安慰患者。在医疗过程中,这种对生命的救治、对病痛的解除、对患者情绪的调节等,始终贯穿着以人为中心的、对人理解和关心的以及尊重患者、保护患者权益的医学人道精神。

医学的人文性要求医学生具备人文精神,将患者当人而不是当细胞、器官、生物看待,要真正尊重人、善待人。医学生不仅要学习治疗疾病的科学知识和能力,更要具备关心患者的爱心。因此,医生在为患者治疗时,应考虑到如何尽量地减少患者的痛苦,在手术中如何尽可能地减轻患者机体的损伤,在诊疗过程中如何为患者减少开支,以及选择最优化的方案等

问题。

　　人不仅是肉体的存在,具备细胞、器官、系统等,也是心理、社会的存在,而且是精神性的、灵性的存在,更是有血有肉、有认知、有意志和情感的活生生的存在。患者肉身的痛苦会引起一系列心理、社会和精神性的问题。PBL课程中学生讨论的每一个案例都是来源于临床的真实案例,是临床诊疗过程、疾病发生发展过程的一个真实再现。因此,PBL教学是医学人文教育的一个很好的载体和平台。PBL案例中的每一个问题,不仅是科学、技术问题,也不仅仅是解剖、生理、病理、药理等问题,也是人文问题,是如何体会、感悟患者的痛苦,如何关心患者等生命关怀的问题。因此,PBL不仅具有科学精神,也具有深刻的道德和人文意蕴。在PBL教学过程中,不能把基础医学及临床医学知识与伦理、社会心理等知识分开,教师应积极引导学生考虑到社会、心理、道德和伦理的问题。

一、什么是医学人文?

　　医学人文(medical humanities)是一个探讨医学源流、医学价值、医学规范以及与医学有关的其他社会文化现象的学科群,包括医学史学、医学哲学、医学伦理学、卫生法学、卫生经济学、医学社会学等。自20世纪70年代以后,随着医学模式从生物医学模式向"生理—心理—社会"医学模式转变,以及关于医学的"目的和价值"问题的探讨成为热点,我国医学人文学的教学与研究便出现了热潮,一些医学院校陆续开始了医学人文学的教学,一些医学人文学方面的著作也相继问世。从无到有,从小到大,我国医学人文学在这一热潮中得到了长足的发展。

　　医学的人文性是医学的本质属性,人文的回归也是现代医学的重要责任,是研究医学人文的价值所在。医学人文的本质就是用人文社会科学方法理论促进医学从本质与价值、目的与意义、医疗公平与公正等方面对生命和健康的终极关怀。其研究应当从"人文"出发,探索医学发展、实践、应用过程中医学目的和价值实现的方法规律,是一个追求"良医"的过程。医学人文也被理解为人文主义或者人文精神在医学中的运用,是用以对抗医学发展中因功利主义价值选择偏差带来的技术主义等非人文性的弊端。提倡并研究医学人文是因为医学的非理性、非人性发展已经影响到人的存在,因此造成的后果也是现代社会发展所不愿意看到的结果,医学是科学,但不是单纯的自然科学,而是人学。

二、医学人文精神培育与临床医疗实践紧密结合

　　我国教育界现行的人文教育观主要有以下三种:

　　第一种观点认为,人文教育指的是一种人文主义教育思潮。如国学大师陈寅恪在《吾国学术之现状及清华之职责》一文中曾讲过"吾民族所承受文化之内容,为一种人文主义之教育",华中师范大学王昆庆教授也认为,在人文主义社会发展观的向度下,应更多地坚持人文主义教育的基本理念,用人的精神世界的健康及和谐发展去平衡和消解由于物质主义肆虐所带来的人的发展缺失和遗憾。我国台湾省教育界持这种观点尤盛,其前教育行政长官郭为藩把人文教育定义为本诸于人文主义信念而实施的教育口号。然而一种主义或思潮,总有其对立面,是相对于特定对象而产生和流行的,表现为一定的时空范围,因而不应把一个时代的精神人文主义理解为人类的普遍精神人文精神及其教育,不管这一时代精神曾具有怎样的划时代意义。否则,既不能完全说明人文主义思想之前的历程,也无法包容人文主义

之后人类精神发展的全部内容。而且,事实上,西方对"人文主义"这个概念本身也没有明确的定义。

第二种观点认为,人文教育是指人文学科的教育。这也是当前国内外认同度相当高的一种观点。著名学者张岂之先生就曾持这一观点,他认为"关于大学的文科教育,特别是文学、史学、哲学以及语言和艺术学科,即简称人文教育问题"。在我国大学里,人文教育也确实是从加强人文课程、加强大学生人文知识教育开始的,具体地说,是从加强文学、哲学、历史、艺术等知识方面的教学开始的。毫无疑问,人文学科诸如文、史、哲、艺等是人文教育的重要载体。但我们不能认为文科教育自然而然地就是人文教育。事实上,许多文科教育是纯技能性或工具性的。

第三种观点认为,人文教育代表一种教育理念或改革举措,等同于通识教育或文化素质教育。如朱小蔓教授等认为,人文教育在我国港台地区和国外被称为"通识教育",在大陆被称为"文化素质教育"。这种教育源于古希腊的"博雅教育"或称"自由教育"。教育部原副部长周远清也认为高校文化素质教育兴起的初衷是"考虑如何加强人文教育,如何加强做人的教育,如何使社会经济的发展同道德水平的提高协调一致"。无疑,这类教育理念与改革举措对克服学科专业日益分化带来的局限性,提高学生广博的知识,培养"整体"人格有着深远的意义,但依然不能完全将其与人文教育等同。

综观以上三种观点,虽各有其理据,但实际上其主题和落脚点都是人类对自身存在意义的寻求,对人之为"人"的精神的追求。可以说,每一个有血有肉的、有认知、意志和情感的活生生的人的存在,乃是人文精神的出发点。而对人性之演进历史的理性反思和对人性与人格之完善的不懈呼唤与追求,以及人类对于心灵世界和精神家园的加倍珍惜、呵护与守望,以促进个人的发展、社会的和谐与人类的进步,乃是人文精神的终极目标和归宿。因此,人文精神应当是基于对现实人性和人格的批判性反思与构建之上,以追求真善美新等崇高的价值理想为核心,以人的自由和全面发展为终极目的的整个人类文化所体现的最根本的精神,它表现为对人的尊严、价值、命运的维护、追求和关切,对人类遗留下来的各种精神文化现象的高度珍视,对一种全面发展的理想人格的肯定和塑造。

医学人文精神培育需要医学生掌握必要的医学人文知识和理论,但如果不能在理论与实践的结合中让医学生真切体验"医学人文精神"的意蕴并加以践行,那么这类知识也只是停留在学生的"认知"层面,而不能被学生接受上升为"认同",更不会去主动"践行"。因此,提高医学人文精神培育实效性必须将理论学习与社会实践紧密结合,特别是与临床医疗实践紧密结合。我们不能空洞地、抽象地呼唤人文精神,抽象地呼唤对人、对生命的关爱,而是应通过具体的医疗实践活动向人类传达对生命的热爱,离开了具体的医疗实践活动,人文精神的实效性就成为一句空话。

三、医学人文教育的范畴

人文教育,就是用于培养人的"人文精神"的教育,即是一种遵循受教育者的主体性和自由性这两个基本尺度为前提,以家庭教育、学校教育与社会教育和自我教育相结合为教育形式,以一切具有人性陶冶意义的人类文化与阅历经验为教育内容,以知识传授、环境熏陶、实践体验和自身修养等为途径,以发展和内化为心理机制,以达到人性的提升、个性的发展、人格的塑造和人文精神的养成为目的的教育理念与实践。总之,人文教育的含义涉及人生理想、生存意义和自我实现的方方面面。其终极目标在于"精神成人"，在于培养出具有健全的精神、生存的本领、独立的个性、完善的人格、强烈的责任感和富于创造力的"新人"，而非一个奴性的人、封闭的人、思维狭隘的人、缺乏创造性的单向度的人、工具化的人、异化的人。

医学人文精神就是对传统人文精神扬弃发展之后的现实的人文精神及其在医学特殊领域中的运用。其核心是尊重一切与医疗有关的人的价值。尊重不只是认识和情感，还是现实的行为。其核心内容包括：尊重患者的生命及价值；尊重患者的人格与尊严；平等的医疗与健康权利；注重对社会利益及人类健康利益的维护；社会及患者对医院及医务人员利益和价值的尊重和肯定；医院及医务人员对自我价值的肯定和自身正当利益的维护。可以看出，医学人文思想和内容贯穿于医学的整体，包括在医患双方的认识、行为和结果之中。医学人文精神是对医疗行为双方人的价值和利益的相互尊重，是对社会利益、人类健康利益的共同维护。

正如上文所提及的，人文教育是为了"精神成人"。那么医学人文教育，则是将目光落到了医学生身上，其目的是为了医学生"精神上成为具有职业素养的医生"，即医学人文应涵盖除医学专业知识和技能外的所有医学领域内的相关知识和能力的集合。这部分内容将有助于医学生建立对病患的发自内心的尊敬和感知，继而产生相应的专业态度和行为。

四、医学伦理学原则在临床实践中的应用

医学伦理学的主要研究内容包括：医学伦理的基本原则、规范、作用及发展规律；医务人员与患者之间的关系（医患关系）；医务人员之间的关系（医际关系）；卫生部门与社会之间的关系。医学伦理学具有四大基本原则，即不伤害原则、有利原则、尊重原则和公正原则。

1. 不伤害原则　指在检查过程中不使患者的身心受到损伤，这是医务工作者应遵循的基本原则。一般地说，凡是医疗上必须的，属于医疗的适应证，所实施的检查手段是符合不伤害原则的。检查手段不能对患者是无益的、不必要的或者禁忌的，或是有意或无意的强迫实施。不伤害原则不是绝对的，因为很多检查和治疗，即使符合适应证，也会给患者带来生理上或心理上的伤害。如肿瘤的化疗，虽然能抑制肿瘤，但对造血和免疫系统会产生不良影响。临床上的许多诊断治疗具有双重效应。一个行动的有害效应并不是直接的、有意的效应，而是间接的、可预见的。如当妊娠危及胎儿母亲的生命时，可进行人工流产或引产，这种挽救母亲的生命是直接的、有益的效应，而胎儿死亡是间接的、可预见的效应。

2. 有利原则　要求医务人员的行为对患者确有助益，必须符合以下条件：患者的确患有疾病；医务人员的行动与解除患者的疾苦有关；医务人员的行动可能解除患者的疾苦；不伤害他人利益。有利原则与其他原则的冲突，表现为：①有利原则与不伤害原则的冲突。医务人员的行为，往往不单纯给患者带来益处且常常伴有副作用，此时有利原则要求医务人员权衡利害，使医疗行为能够得到最大可能的益处，而带来最小可能的危害。在人体实验中，受试者可能并不得益，而且很可能受到伤害，然而这种实验对其他大量的患者、对社会乃至下一代有好处，即有利于社会大多数人。②有利原则与自主原则的冲突。当医务人员合乎科学的选择与患者的自主决定不一致，一般多以患者有其特殊原因（如经济原因或情感方面的原因等）引起，如某孕妇若继续妊娠将对健康很不利，但孕妇出于某种原因抱一线希望要把孩子生下来，这就使医生基于有利原则劝孕妇终止妊娠的决定与孕妇的自主决定产生矛盾。

3. 尊重原则　尊重原则是指医务人员要尊重患者及其作出的理性决定。医务人员尊重

患者的自主性绝不意味着放弃自己的责任,必须处理好患者自主与医生之间的关系。尊重患者包括帮助、劝导、甚至限制患者进行选择。医生要帮助患者选择诊治方案与检查手段,必须向患者提供正确的、易于理解的、适量的、有利于增强患者信心的信息。当患者充分了解和理解了自己病情的信息后,患者的选择和医生的建议往往是一致的。当患者的自主选择有可能危及其健康时,医生应积极劝导患者作出最佳的选择。当患者(或家属)的自主选择与他人或社会的利益发生冲突时,医生既要履行对他人、社会的责任,也要使患者的损失降低到最低限度。对于缺乏或丧失选择能力的患者,如婴幼儿和儿童患者、严重精神病和严重智力低下等患者,其自主选择权由家属或监护人代理。另外,在行特殊检查时应有特殊要求,如行妇科盆腔检查时应关心体贴被检者,态度严肃,语言亲切,动作轻柔;直肠充盈者应排便或灌肠后检查,一人一张垫单,防止交叉感染;月经期应避免检查,对异常阴道流血者必须检查,应注意预防感染;男医生做妇检时需有其他医护人员(最好是女性)在场。

4.公正原则 医疗公正系指社会上的每一个人都具有平等合理享受卫生资源或享有公平分配的权利,享有参与卫生资源的分配和使用的权利。在医疗实践中,公正不仅指形式上的公正,更强调公正的内容。如在稀有卫生资源分配上,必须以每个人的实际需要、能力和对社会的贡献为依据。

医学伦理学不仅关注医疗实践中的伦理问题,还涵盖了生物医学研究、护理实践、公共卫生、高新技术等领域中的伦理问题,尽管现有的医学伦理学对医患关系、知情同意、临床道德困境、稀缺医疗资源公正分配等伦理问题已有大量的研究成果,但仍有一些重要的伦理议题有待深入探讨,比如:什么是以患者为中心的医疗?不同级别医院、不同科室医生在多大程度上能做到以患者为中心?测量医疗机构或医护人员是否以患者为中心的指标有哪些?什么是医患共同决策?医生是否可以根据患者的选择偏好来决定是否让患者参与临床决策?医护人员、患者及家属、社会公众的看法有何差异?医患之间如何交流不确定性信息?如何告知绝症晚期患者"坏消息"?面对多元化的治疗方案,医患双方如何作出生死攸关的抉择?患者家属在预防、诊断、治疗、康复等环节扮演了怎样的角色?

第三章　PBL 的效果评价

效果评价在 PBL 整个教学过程中至关重要,对教学的实施发挥导向和质量监控的作用。PBL 的效果评价是指教学参与者以学生发展为目标,采用科学方法对 PBL 教学过程中学生学习的质量和水平进行测评并予以价值判断,并为教师的自我完善和有关部门的科学决策提供理论依据的过程。效果评价一般包括对教学过程中教师、学生、教学内容、教学方法和手段、教学环境、教学管理等多种因素的评价,它是 PBL 教学活动的重要组成部分,位于整个教学活动中的最后阶段。在这个环节中,教师一方面要引导学生总结在整个教学过程中的体会或收获,同时要对整个教学活动的内容进行点评与总结,并引导学生反思在解决问题过程中存在的不足。

科学有效的评价体系是实现教学目标的重要保障之一,需要从教与学两方面的共同发展和提高出发,对学生的学习和教师的教学有效性上进行分析,对教与学双边活动进行"从构思到过程、从过程到结果、从结果到反思"的全面评价,既有利于学生真正改变学习方式,又能提高教师自身的水平,实现双赢效果。对促进 PBL 的健康发展、促进 PBL 目的的真正实现具有十分重要的意义。不仅可以引导学生形成正确解决问题的思路和方法,运用所学知识完善自己的方案,而且促使教师加深对学生思路及课堂效果的了解,进而对整个教学过程进行反思,优化以后教学方案的设计,改进教学质量,实现教学相长,对教或学均至关重要。PBL 效果评价也是前人未曾接触到的新问题,无论是在评价原则还是在评价过程和方法上,都与传统教学评价有着重大或根本性的区别。

第一节　PBL 评价的原则

建立健全有效的控制系统就必须首先设立科学合理的评价原则,这些原则不仅是考核成绩控制的依据,还是教学管理部门评价控制系统效能的尺度,同时也是判定考核成绩真实性和权威性的标准。

PBL 是以学生自主为本,以教师引导为辅,就应当尽量给予学生多次机会去调整、改善及进步。因此,PBL 效果评价应根据课程目标和具体的教学目标来确定,以多元化及形成性的考评为原则进行评价。通过评价进一步提高学生的综合素质,让他们自知、自律、自省地改善自己学习的方法、态度和内容,提高学生的学习能力,增强学生对疾病的深刻认识,促进学生临床思维的形成。PBL 效果评价的原则有以下几个方面:

一、动态性原则

PBL 评价是一种以检测学生实际潜力和发展趋向为目标的动态性评价过程。PBL 关注学生综合能力和素质的提高及个性与特长的发展,尊重每一个学生学习方式的独特性,找回学习的内在价值。同时,把教师从传统教育思维中解放出来,吸收并开拓新的教育理念。相对于学生在知识技能方面的掌握情况,PBL 更多关注其在个性、潜能等方面的发展。因此,PBL 的评价着重于 PBL 的学习过程,反对把复杂的教育现象简单化,把学生生动活泼的个性抽象成一组组僵硬的数字。PBL评价强调真实地记录学生面对不同的PBL案例、不同的PBL引导教师、不同的学习小组,在包括提出问题、建立假设、查找资料、论证和修正假设以及归纳总结的每一阶段的表现,反映学生各方面的发展和进步,以及教师的作用和教案的适用性,从而实现对整个PBL学习过程的动态性评价。

PBL效果评价善于发现学生发展的潜能,帮助学生树立自信心,促进学生积极主动地发展。倡导学生在PBL活动中的主体性、创造性和独特性,以及教师在PBL活动中的指导性、鼓励性和合作性。鼓励学生"冒尖",在使学生普遍获得成功体验的同时,也让在PBL中卓有成就的少数优秀学生脱颖而出。PBL效果评价给学生提供表现自己所知所能的各种机会,重视学生在评价过程中学会自我评价和自我改进。根据评价结果为学生提供适时的和必要的学习支援,让学生掌握更多的问题解决策略,学会实践和反思,学会发现自我和欣赏别人,从而感受到在现有基础上的实实在在的进步、提高和发展。

二、全面性原则

由于PBL的学习过程包含了学生、教师以及PBL案例共三个关键元素,学习目标中涉及学生多种能力的发展,使得PBL的教学质量表现为一个多因素组成的综合体。PBL评价既要评价学生的认知因素,也要评价学生的非认知因素,包括技能和态度等;既要评价学生的"学",也要评价教师的"教",还要评价PBL案例的合理性。

学生是PBL的主体,由于不同个体有着不同的认知结构和认知层次的差异,评价时就不能把某一类活动或某种内容作为标准,而要求关注学生的参与过程和体验,即学生的认知、思维、情感、态度、方法、价值观、义务感、志愿感、意志力等特征。PBL效果评价要关注学生发现问题、提出问题及提出解决设想的意识和能力,检查在学习过程中遇到的问题和解决问题的情况等,以及对学生参与PBL全过程的情况,如产生的体验、资料的积累、研究结果以及成果展示等方面进行评价,评价时又不能仅仅局限于知识的掌握,更要关注是否促进其兴趣、爱好、意志等个性品质的形成和发展。所以,为了准确反映实际教学效果,对学生的评价需区分主次,聚焦主要矛盾,定性和定量相结合,全面评价不同阶段、不同层次的学生表现出的学习态度和学习收获,同时要把学生放在PBL的过程中进行评价。

另外,对教师的评价也应有学生、同行专家和教学管理者等多个角度,并关注教师在PBL中所扮演的引导者、参与者、知识构建的促进者和督导者等多重角色,对其进行评价可以促使教师加深对PBL课堂效果的了解,发现其优势与不足,进而对整个教学过程进行反思,改进教学质量,促进PBL案例教学更加规范化、合理化发展。

PBL是以问题为基础,以案例为教材的新型教学模式。案例作为课堂讨论的素材,其质量是影响学习目标和教学质量的关键。因此,对案例进行多方位的评价至关重要。

三、多样性原则

PBL效果评价的多样性原则表现在评价主体、评价标准和评价方法等各个方面。

传统教学评价的主体比较单一,一般都是由教师评价学生这种单一模式,信息来源单一,只能从某一方面反映学生的学业成绩,不能从不同侧面给学生一个比较完整的评价,评价结果片面、主观。评价价值取向停留在目标的评价水平,被评价者处于一种不平等的地位,处于消极、被动状态。这种状态往往造成被评价者对评价的对立、排斥心理,非常不利于评价结果的反馈、认同,不利于评价的改进和发展功能的发挥。PBL评价是师生共同参与、共同发展的过程,强调评价过程中教师、学生、专家和教育管理者的多主体的参与、沟通、协商,形成多元化评价主体。评价者可以是一位教师,也可以是几位教师组成的一个小组;可以是学生个人,也可以是学生小组。学生不仅是PBL的主体,同时也是评价自身素质发展状况的主体。这种评价主体的多元化不仅使学业成绩的评价更为真实,而且使评价内容更为丰富。评价也从单一的学生扩展到学生、教师、PBL案例等多个对象。

由于PBL应用模式和学习过程的复杂性,任何一种单一的评价方法都不能全面地反映PBL教学目标的要求,必须采用多种评价方法。目前PBL的评价一般包括学生自评、学生互评、教师评价学生等形式,强调过程性评价,并需要将客观性评价和主观性评价方法相结合。客观性评价方法包括理论与技能考核、客观结构化临床考核(OSCE)、临床推理测试模块、三级跳练习等;主观性评价方法主要包括课堂观察、问卷调查、座谈会、访谈法等。对PBL教师的评价则多采用学生评教、督导评价等形式。

只有多种评价形式、评价方法综合运用,才能充分发挥PBL评价的导向作用和管理功能。同时,在具体效果的评价上,PBL更强调评价标准的灵活性,鼓励学生标新立异,发挥自己的个性和特长。

四、真实性原则

PBL效果评价的真实性原则,就是要以学生在PBL课程学习过程中的真实表现作为评价的基础,以实事求是为评价的原则,并对学生将来在临床工作中的表现具有一定的预见价值。在传统教学评价中重认知轻情感、重知识轻能力、重理论轻实践、重分科轻综合、重再现轻创造的价值取向,缺乏与真实生活情境的关联性和类比性。学生在这种评价中所得到的分数,只是片面地反映学生的学习情况,缺乏客观真实性,对他们未来在工作中的表现也很少具有预见价值。教育的真谛,在于不仅对学生在学校情境中的表现负责,更对学生在非学校情境中的表现、对学生未来的发展承担道义上的责任。因此,PBL效果评价的设计要有真实性、情境性,以便学生在真实的情境中表现出对现实临床工作的领悟能力、解释能力、创造能力,表现出他们的情感、态度和价值观,并以此作为对学生学习效果评价的基础。PBL效果评价特别重视掌握PBL目标在学生身上的真实实现情况,特别重视发现学生特殊的发展领域。通过真实评价情境的设置和对学生真实表现的全面把握,对学生的实际发展情况作出精细的分析,比如学生哪些方面的发展已经达到了预期的目标?哪些方面尚未达到预期的目标?相对于其他学生来说,这位学生的个性、潜力和发展趋向如何?从而使教师在坚持统一的PBL目标的前提下,对不同的学生提出不同的要求,具体的活动安排和指导更具有针对性和有效性。也使学生更全面地认识自己,积极地自我调节、扬长补短,从而保证PBL目标的圆满实现。

五、激励性原则

评价是否具有激励性,是衡量评价思想是否正确的重要标志。传统的教学评价强调其甄别功能,只有少数学生在评价中能够获得鼓励、体验成功的快乐,大多数学生则成为失败者,品尝着失败的苦果,这严重地挫伤了他们的学习积极性,甚至在他们的心中留下阴影。PBL效果评价则强调学生是发展的个体,各有所长,更注重通过PBL评价鼓励和肯定每个学生(而不是少数优秀学生)在知识、能力、学习态度等各方面的长处及在 PBL 过程中的进步,发现学生的潜能,提出今后努力的方向,维护团队协作的学习氛围,促进学生应用 PBL 的积极性。在 PBL 评价过程中需要更多地体现促进学生发展的基本理念,淡化传统教学评价的甄选性,以激发学生的学习热情,鼓励学生探究和小组合作,建立良好的学习习惯,高效完成学习目标。在具体做法上,一是特别强调评价结果要突出肯定性,并使学生从评价中获得自信和成就感;二是不以最终成果论"英雄",而是注重在过程中发现、确认学生身上的优点和努力程度,发现和确认学生身上哪怕是极其微小的进步或潜在积极因素,并通过认同、肯定的方式,促进可能性向现实性、低水平向更高水平的转化;三是注意保护学生的学习热情,无论是在学生遇到困难的时候还是遭受失败的时候,都以激励和表扬为主,从而使每一个学生在任何情况下都能获得积极的情感体验和迎接挑战、战胜困难、创造卓越、追求成功的强大动力;四是对于年龄较小、自主学习能力较差或信心不足的学生,则采用小步子、分阶段评价方法,不断地为学生设置一个个小的目标,让学生获得一个个小的成功,从而激励他们去完成较大的学习任务,获得较大的成功。

教师在 PBL 中作为引导者和参与者,必须首先跳出传统的灌输式教学模式,接受全新的教学理念,把自身放到和学生更为平等的层面,去引导学生主动学习。因此,学校在推行 PBL 教学模式的过程中,必须循序渐进,给予政策引导,激励教师积极参与,并进行相应的培训。此外,学校必须根据学生和督导的反馈,及时和教师进行个别交流,并提供多层次的教师培训,帮助教师在教学实践中逐步掌握新的教学理念和教学技巧。

PBL 效果评价通过坚持动态性、全面性、多样性、真实性和激励性等五个原则,使教学效果评价重新回归于学生在教育中、在课程教学中的完整而真实的表现,回归于促进学生的发展这一根本出发点和归宿,从而使 PBL 焕发出生命的活力。

第二节　PBL 评价的方法

传统的教学评价常常注重知识的多寡,而知识的多寡则以考试的分数去评量。PBL 作为一种突破传统的新型教育模式,其评价方法也与传统方法大相径庭。要对 PBL 做出科学的评价,必须采取相应的评价方法。评价形式采用单一的书面考试是远远不够的。虽然"书面考试"对于评价知识的掌握程度是比较有效的,但对于评价知识、技能的运用和迁移则显得力不从心。开展科学的 PBL 教学评价,建立合理、公平、有效的考核制度,对学生和教师提高自我认知,改进学习和教育方法有着重要的意义。

PBL 评价方法包括客观性评价和主观性评价,本节将从学生、教师、PBL 案例以及 PBL 整体教学效果等方面分别阐述 PBL 评价方法。

一、对学生的评价

在 PBL 教学模式中,对学生的评价,应始终从"以学生为主体"的理念出发,着眼于学生的发展,使评价真正体现知识与能力并重、学习结果与过程并重。对学生的评价主要采用形成性评价与总结性评价相结合的评价策略。

1.形成性评价　指对学习者学习过程的全面测评,也是对学习者课程学习成果和学习目标的阶段性考核,是课程考核的重要组成部分。该方法强调实时反馈学生学习效果,在过程中发现学生优势与不足之处,并激励学生再接再厉,迎头赶上,以达到完善 PBL 教学过程的目的,同时评价结果也作为学生 PBL 成绩的一部分。然后此 PBL 成绩按照 PBL 在课程总课时中占的比例,计入最终的课程成绩。PBL 过程中,学生最终学习的结果(如疾病诊断)的正确与否并不是评价的重点,而在进行讨论中表现出的分析问题和解决问题的逻辑性是否严谨、是否具有批判性才是评价的焦点所在。

形成性评价在学习或教学过程中进行评价,除了解学习者现阶段的学习动态外,更能实时提供回馈意见和进行调整,使得学习或教学在监控中不断改善,以期达成教学目标。形成性评价的功能包括强化学生的学习、改进学生的学习、确定学生学习进度以及给教师提供反馈。此外,由于能够累积学习前后不同阶段的状况,了解其改变的速度与优势,所以更能就每个人学习的障碍或优势,加以分析并提出适时改善或加强的计划,如此可掌握评价的及时性效益。

2.总结性评价　又称结果评价,是在某一相对完整的教育阶段结束后对教学成效或课程的全面评价。它要以预先设定的教育目标为基准,考查发展达成目标的程度,有助于课程及教学方式的改进,并可作为未来策略制定的依据。总结性评价除了包括形成性评价的内容,还可包括对完整的能力和知识层面的考评、学生对整个 PBL 课程之评价与反馈以及学生成就的结果评价。目前,中国的医学院校大部分采用非全程 PBL 教学模式,学生的课程成绩一般由传统书面考试成绩与 PBL 成绩经过一定的计算得出,其中 PBL 成绩所占比例与其 PBL 学时数的比例相一致。

总结性评价的方法包括书面考试、客观结构化临床考试(OSCE)等。

(1)书面考试:在 PBL 评价中,传统的书面考试仍然是一种有效的方法,但在出题思路和内容上必须改革,以弥补传统考试过于注重知识记忆的不足,更好地适应 PBL 教学模式的基本理念。

在书面考试中普遍应用多项选择题。多项选择题通用性强,可以用直接的方式有效地测量出几乎所有认知性知识,而且它具备高度内部一致性和可靠性,可以很容易地通过扫描仪和计算机计分并分析,效率高而成本低。多项选择题应用到 PBL 时,为了更好地体现学生的非认知能力情况,可以适当增加选择项目,设置问题情境,以使其更符合 PBL 知识获取和能力培养并重的评价要求。例如,可以采用一段临床问题情境题干,搭配多个问题的模式。

在传统书面考试中,论述题或案例分析题通常作为考查学生高层次认知能力的有效工具,PBL 评价也可以采用此形式。在具体操作时也进行了改进,以提高其考查效率,称之为修改的论述题。修改的论述题最大的优点是学生必须提供问题的答案而不是从预先确定的列表中选择答案,其缺点是计分比较困难,效率差,成本高,有时可靠性也较差。一般采用将临床场景设计成序列性的问题,要求学生填写答案。学生回答完毕后不能再回到上一题对答案进行补充,也不能提前知晓下一个问题的内容。因此,修改版的论述题更接近临床实践,可以用于考察学生的实际能力。

(2)客观结构化临床考试(OSCE):这是目前医学教育领域中用于评价医学生和住院医师临床技能的最好方法,已得到世界公认。目前,OSCE 也是医师资格考试的必备部分,在PBL 学习效果评价中已被广泛运用。学生一般需要经过多个不同考站,每个考站时间为5～20 分钟。在与临床实际相似的临床情境中,通过对标准化病人或模拟人的实际操作,测试学生采集临床资料、与患者沟通交流、体格检查、运用辅助检查和临床决策等方面的能力。OSCE的考站越多,其可靠性越高。据研究表明,12个考站的可靠性大致在0.6,30个考站则可以达到0.8。采用OSCE进行评价的优点是它既可以作为形成性评价,也可以作为终结性评价,有助于学生在相似的临床场景中认识到自己的弱点和知识缺陷,有助于今后在临床工作中更好地运用知识。其不足之处是成本高,包括标准化病人的培训和工作费用、考站运行中考官的培训和考务费用、模拟器具的维护费用和耗材的费用等。

总的来说,形成性评价与总结性评价在内容上并无太大差异,只是目的不同。形成性评价比较注重学习过程,而总结性评价通常会包括较完整考评及评价内容,比如对整体课程的反馈。形成性评价与总结性评价具体异同见表3-1。

表3-1 形成性评价与总结性评价比较

类型	形成性(formative)评价	总结性(summative)评价
目的、用途	1.帮助师生把注意力集中到提高教学质量上 2.提供给那些正在实施教学活动的人参考	作出教学成效的判断,从而区分优劣,分等级或鉴定合格与否,为决策部门的决策提供依据
评价的时间点	直接指向正在进行的活动〔过程考评的时间点性〕,以改进教学活动为目的,是在过程中进行的评价	考察活动的最终效果〔结果性〕,一般在过程结束后进行,对教学活动全过程的检验是综合性的
评价的特质	分析性的,不要求对评价资料作高度概况,较具体	综合性的,对最后获得的数据较高度概况
实施上的难点	1.多次测量,耗时耗力 2.资料分析较为烦琐 3.目标较不明确	1.要求全面性 2.要求做出结论与建议 3.通常为量性与质性混合搭配

二、对教师的评价

PBL学习虽是一种以学生为主体、教师为辅助的新型教育模式,但并不意味着教师角色的重要性被削减。在整个PBL教学的过程中,教师作为引导者、参与者和督导者,负责控制课程进度,把控全局,帮助所有学生积极参与并达到要求的学习目的。在PBL中引入对教师的评价,目的是帮助教师更好地完成教学目标、提升教学质量。对PBL教师的评价一般由学生和督导专家进行。

学生作为PBL的主体,亲身经历教师的整个教学过程,对教师的教学效果有切身体会,对教师进行评价最有发言权,更具有客观性和准确性。学生一般在每次PBL案例学习结束时填写《对小组指导教师的反馈意见表》(见表3-2),作为对教师评价的依据。评价表格由学生在教师不在场的情况下独立完成,并由教学管理部门直接收取,以减少师生双方的心理压力,保证评价的客观性。

表 3-2 学生对小组指导教师的反馈意见

组别： 案例名称： 日期：

评量项目	非常同意	同意	尚可	不同意	非常不同意
1.老师准时到达教室					
2.上课时教师全神贯注于小组讨论					
3.给予我支持,鼓励我发言					
4.在适当时机给予提示性问题					
5.让我们修正小组做的错误推断与假设					
6.在讨论过程中是引导而非指导					
7.引导我们完成案例的学习目标					
8.避免案例讨论变为小讲课					
9.重视我们对病理生理或机制图的创作					
10.在小组讨论后及时进行小组反馈					
11.反馈内容有助于我们改进学习方法					
其他意见：					

督导专家由具有丰富教学经验的教师胜任,对学校的整体教学安排、PBL 及相关课程的教学目标、意图、内容、方法等以及师生的具体情况比较熟悉,其评价具有客观性和专业性,往往能更准确地对教师的教学活动作出判断,帮助教师发现问题,进而提高教学质量。督导专家采用随堂听课的方法进行评价,切身感受及结合学生反馈,对教师的教学表现进行实时记录(见表 3-3),最后提交给教学管理部门。

表 3-3 PBL 授课听课记录

学院名称：＿＿＿＿＿＿＿＿＿ 课程名称：＿＿＿＿＿＿＿＿＿
上课时间:星期＿＿＿ 第＿＿＿节 上课地点：＿＿＿＿＿＿＿ 授课教师：＿＿＿＿＿

调查内容	我的观察
1.教师按时上、下课	□是 □否
2.学生出勤情况	应到＿＿＿＿人,实到＿＿＿＿人,迟到＿＿＿＿人
3.教室环境	□好 □一般 □差
4.课堂秩序	□良好 □一般 □有点乱
5.教师对课堂的组织、管理和控制	□好 □一般 □较差

续表

调查内容	我的观察
6.能给予学生支持,鼓励学生发言	□非常同意 □同意 □尚可 □不同意
7.能在适当时机提醒学生回归主题	□非常同意 □同意 □尚可 □不同意
8.能引导学生自己寻求答案,而非直接回答	□非常同意 □同意 □尚可 □不同意
9.会提示组员修正错误推断与假设	□非常同意 □同意 □尚可 □不同意
10.在讨论过程中是引导而非授课或主导	□非常同意 □同意 □尚可 □不同意
11.能引导学生达到案例的学习目标	□非常同意 □同意 □尚可 □不同意
12.在小组讨论后对学生进行小组反馈	□非常同意 □同意 □尚可 □不同意

听课者评语:

签名:

评分(满分100分)	

三、对 PBL 案例的评价

PBL 是以问题为基础、以案例为素材的教育模式。案例的质量直接影响 PBL 的教学效果。因此,对案例进行评估是保持 PBL 教学质量的重要措施。

典型、切题的案例是整个 PBL 教学过程的基础,是确保达到教学目标的良好载体。因此,教师需根据每个节次的教学目标制订相应的案例,一个符合要求的案例应该是精炼典型,涵盖内容丰富,体现一定概念、原理及临床知识,难度适中,表达形式具有趣味性,能激发学生学习兴趣,同时具备真实性、价值性等特点。目前主要由教师、学生和专家对 PBL 案例进行多方位的评价。

PBL 学习开始前,案例必须由审核专家从教学目标、难易程度、教案格式、内容与分量、能否体现对学生临床思维、医学生人文伦理、医患沟通、职业素养的培养及能否体现 PBL 精神等方面对教案进行评价及审核,审核专家根据实际情况填写《PBL 案例审核意见表》(见表3-4),案例撰写老师根据审核意见对案例进行修改。在开课前的 PBL 引导教师准备会(tutor meeting)上,PBL 案例撰写教师还需听取 PBL 引导教师的意见,再次进行修改。在 PBL 案例学习结束后,学生和引导教师都将填写《PBL 案例评估表》(见表3-5、表3-6),供撰写教师参考,教学管理部门将各类评价汇总后反馈给案例撰写教师,逐步修正完善为成熟教案,并决定是否再次应用。

表 3-4　PBL 案例审核意见表(专家版)

案例名称:　　　　　　　　　收稿编号:　　　　　　　　　日期:

题　　　目

综合意见(请在□内打√)

□接受,无需修改　　　　　　　□依审查意见修改后接受

□依审查意见修改后重查　　　　□退稿

考量项目(请在□内打√)

整体格式

□题目与内容符合吗?

□题目合理且有吸引力吗?

□是否注明教案使用的学生年级和课程?

□有列出合理的期望学习目标吗? 是否难度适中?

□教案是否整体设计、编排合理,各情境知识比重分配合理,与学时数对应?

□适合架构完整机制图,能体现学生临床思维的培养。

内涵与分量

□教案内容符合教学大纲,适合该学年学生的教学吗?

□情境合理,有趣及有真实感吗?

□情节设置是否层层递进,有利于引发学生头脑风暴吗?

□教案语言是否符合 PBL 教学特点,通俗生动,可以激发学生学习兴趣吗?

□基础、临床知识比例是否符合课程要求?

□有体现基础和临床知识的互相融合吗?

□是否体现对医学生人文伦理、医患沟通、职业素养的培养?

PBL 的精神

□有涉及 P、B、L 三个层面吗?

□有给予学生足够的学习空间吗?

□学生可在指定时间内完成吗?

□是让学生探讨还是解决问题?

TUTOR 指导

□符合 PBL tutor 的角色要求吗?

□提供 tutor 参考资料的来源,而非提供大量的知识内容。

□教师版提示性问题是否合理,对非本专业带教 tutor 是否具有指导性?

关键意见叙述及解释:

审核专家签名:

审核日期:

表 3-5　PBL 案例评估表(学生版)

组别:　　　　　　　　　案例名称:　　　　　　　　　日期:

评量项目	非常同意	同意	尚可	不同意	非常不同意
1.病史部分清楚易懂					
2.影像学、实验室检查所提供的资料准确					
3.能激发我的学习欲望					
4.此案例适合架构完整的机制图					

续表

评量项目	非常同意	同意	尚可	不同意	非常不同意
5.讨论后,我能掌握此案例的学习重点					
6.我能从此案例中学到有用的知识					
7.此案例难易适中					
8.此案例明年可以继续采用					

此案例可以改进的部分:

其他意见:

表 3-6　PBL 案例评估表(教师版)

组别:　　　　　　　案例名称:　　　　　　　　　　　　　日期:

评量项目	非常同意	同意	尚可	不同意	非常不同意
1.病史部分清楚易懂					
2.影像学、实验室检查所提供的资料准确					
3.能引起学生兴趣,逐渐深入学习					
4.此案例适合架构完整的机制图					
5.案例中教师注意事项提供的资料充足					
6.案例中预设的学习目标适当					
7.学生能学到有用的知识					
8.此案例难易适中					
9.此案例明年可以继续采用					

此案例可以改进的部分:

其他意见:

四、对 PBL 整体教学效果的评价

PBL 整体的教学质量是教师与学生在 PBL 教与学的过程中各自质量动态综合的结果。学生是 PBL 整体教学效果的直接感受者,对其评价更具客观性、真实性。此评价不仅有助于教师对课堂教学目标的确立、教学方案的设计、教学能力的改进,而且符合 PBL 教学法人性化设计的特点,对于提高学生学习积极性,改善教学质量,促进 PBL 教学法更长远的发展。

在 PBL 课程告一段落或结束时,由教师将 PBL 整体教学效果评价表(见表 3-7)发给学生,填写完毕将表格统一移交给教学管理部门,针对学生提出的意见和建议作出适当改进,并将学生反馈作为是否继续沿用 PBL 教学的参考内容之一。

表 3-7 **PBL 教学法认同度评价表**

评价项目	是	一般	否
提高对该课程的学习兴趣			
促进对理论知识的理解			
提高分析问题的能力			
提高解决问题的能力			
增强自主学习的能力			
增强团队合作意识			
增加课堂师生互动			
从中发现了自身的优势			
从中发现了自身的不足			
学习效果不如传统教学法			
占用课余时间,加重学习负担			
接受 PBL 授课方式			
希望以后继续 PBL 教学			

PBL 教学建议和改进措施

第三节 PBL 评价的指标

制定评价指标是为了保证在统一标准下,教师对学生的表现作出客观公正的评价。PBL 的目标是使学生能够在轻松、自觉的氛围中主动地发现问题,借助多种手段和渠道获取知识,解决问题,并不断地挖掘问题,最终获得解决问题的能力。因此,与传统的结果考核不同,PBL 更关注"学生的综合表现",注重过程和能力的考量,强调对整个学习过程的评价。

教师作为评价的发起者,学生是被评价的主体。对学生的评价又分为对小组指挥者和书记员、小组成员以及小组整体表现的评价三个方面。PBL 的教师主要评价的指标包括学生作为团队成员在案例学习中个人的学习能力、沟通能力、追求知识的能力、团结合作能力和专业态度、小组指挥者和书记员的组织和领导能力以及小组整体的团结协作能力,另外还包括学生获得知识的深度、广度、新颖度和准确度、成员之间通过文字性语言及肢体语言交流与互动的能力、作为未来医生的同学们的沟通能力以及面对不同意见时的应对能力等,综合考量后给出最终量化的成绩。

一、对小组成员的评价

1. 个人影响力　主要考察学生的学习能力,包括对已有信息的分析、总结能力,对正常与异常现象的鉴别能力,联系所学知识和生活经验提出问题的思辨能力。同时关注学生在信息回馈时的语言表达和沟通能力、与团队成员的互动情况以及对所获得知识、信息的利用能力。考核具体内容见表 3-8。

表 3-8　个人影响力评价表

评价指标	评价内容	评分标准
发现与提出问题能力	能否找出、定义、分析问题 能否联系以前所学知识或自身经验进行分析 能否提出假设、分类假设并分析假设 提出的问题能否有效刺激小组讨论	满分(40 分) 优秀(37~40 分) 良好(31~36 分) 中等(26~30 分) 一般(20~25 分) 差(<20 分)
沟通与表达能力	当讨论停滞时,能否打破僵局,将讨论带回主线 能否适时介入并参与讨论 能否连接各个证据、表象,并画出机制图 能否清楚地表达所要分享的信息 能否对查阅知识进行归纳和提炼 能否适时为小组总结,并作结论 是否以讲解而非朗读的形式进行交流 能否协助小组理清思路,以达到学习目标	
互动能力与专业素养	能否回答同学所提出的不清楚的问题 能否对别人的资料提出个人的见解及评论 能否提供书面数据以外的有用信息 能否正确使用医学专有名词 能否论及不同层面的问题 是否列举资料的出处,并提供教材以往的信息 所引用资料是否最新	

教师对学生个人影响力进行评价的过程,应是动态发展的过程,需要考虑学生对 PBL 的熟练程度、相关课程的学习进度,进行阶段性评价。比如对学生分析问题、提出问题能力的评价,在刚刚接触 PBL 时,考虑到学生难以完全从传统授课模式中脱离出来,较难适应,此阶段可适当放低要求,如果学生能够结合自己的生活经历、结合以往课程学习的知识提出问题就值得鼓励,提出的疑问可以是框架性的或者是不十分准确的问题,允许与案例设定的"学习目标"有差距。

在 PBL 的初级阶段,对个人能力的考核关心的是学生能否发现异常、能否提出需要查阅和学习的目标,不追求问题的准确性、不苛求提出问题与设定学习目标的一致性。但是在

PBL 的熟练阶段(高年级),学生已经掌握 PBL 的过程及技巧,并且具备了较为丰富的基础知识,教师则需要相应提高要求,重点关注提出问题的合理性和科学性。

关于学习资料的来源,鼓励学生多查阅课本以外的知识,锻炼学生发掘、分析整合信息的能力。关于文献的引用,引导教师需要通过评价和回馈帮助同学逐渐形成"明确提出文献出处"的做法,培养同学们尊重他人知识产权的习惯。

2.个人沟通能力 沟通是人与人相互之间传递、交流各种信息、观念、思想、感情,以建立和巩固人际关系的综合,是社会组织之间相互交换信息以维持组织正常运行的过程。尤其对于医务工作者来说,沟通能力具有更加重要的意义。一名优秀的医生必须拥有与不同的人群(医生、护士、患者及家属等)打交道的良好沟通能力,以便讲解、告知疾病的变化,阐明自己的医疗观点和治疗方案。因此,在 PBL 评价指标中,必须包含对医学生沟通能力的考核。考核的具体内容见表 3-9。

表 3-9 个人沟通能力评价表

评价指标	评价内容	评分标准
表达能力	能否清楚地表达自己在小组内的正向或负向感受 能否清楚地表达所要分享的信息 能否用图文结合的方式分享获得的信息	满分(40 分) 优秀(37~40 分) 良好(31~36 分) 中等(26~30 分) 一般(20~25 分) 差(<20 分)
沟通能力	能否鼓励其他同学参与讨论 能否为小组营造愉快的讨论氛围 能否协助小组完成学习目标,不偏离主题 是否尊重主持同学的时间分配 能否表达对同组同学感受的关切 能否对同组同学或教师的不当介入提出不认同的意见 能否指出其同伴的不足并能使对方欣然接受	

3.追求知识的能力 追求知识的能力主要考核学生学习的态度、获取知识以及处理知识信息的能力等方面。具体评价要求见表 3-10。

表 3-10 个人对知识的追求评价表

评价指标	评价内容	评分标准
学习态度	是否积极、认真查阅自己负责问题的相关知识 是否深度挖掘问题之间的联系 能否对不合适的学习目标进行修正 能否主动拓展学习范围	满分(10 分) 优秀(9~10 分) 良好(7~8 分) 中等(5~6 分) 差(<5 分)
对信息的处理能力	是否引用教科书以外的知识 是否有英文文献 能否提出对获得信息准确度、科学性的评价	
学习能力	提供的信息是否有助于机制图的完善 能否提出对同组同学提供的资料进行补充、质疑和评论 能否为小组列出未解决的问题	

4.团结合作能力及专业态度 在 PBL 中,学生需要以小组为单位进行工作,PBL 不是个人的研究或解决问题,而是小组内成员作为一个学习共同体而共同进步。学生不仅要发

挥各自的主体性,而且还要充分发挥小组的合作性。这就要求小组内有明确的分工,组内成员之间相互信任、通力合作,调动所有成员的积极性,而每位成员也要有高度的责任心和集体荣誉感,积极参与小组活动,相互交流、相互鼓励,进行积极的良性互动。在此过程中,不仅能提高学生的协作能力,增进成员间的友谊,还能在愉快的氛围中高质量地完成学习任务。详细的评价要求见表3-11。

表 3-11 个人合作能力及专业态度评价表

评价指标	评价内容	评分标准
主观意愿	是否愿意聆听同组成员的发言 能否表达对同组同学的建议 是否鼓励其他同学参与讨论 能否尊重其他同学的意见 能否为小组讨论提出建设性的建议 是否对案例提出建设性回馈 是否对教师提出建设性回馈 能否与同学自由沟通,不敌对	满分(10分) 优秀(9~10分)
沟通技巧	能否对同学或老师的不当介入提出不认同的意见 能否指出同伴的不足,并使对方欣然接受	良好(7~8分)
责任心	是否积极参与各个阶段的讨论 能否积极表达自己的观点,包括不同意见 是否乐意分享所获得的知识和信息 能否及时进行总结,并提出新的目标 能否为小组讨论提出建设性的建议	中等(5~6分) 差(<5分)
协作精神	能否尊重其他同学的发言 能否接受同学的质疑,并作出客观的回应 能否与同学自由沟通,不敌对	

二、对小组指挥者和书记员的评价

对于小组指挥者和书记员的评价,主要是考核他(她)们的领导才能。

在 PBL 过程中,小组指挥者和书记员不仅要以组员身份参与完成各环节的分析讨论以及反馈之外,还要负责扮演教师助手的角色。观察力、组织协调能力和决断能力是小组指挥者必须具备的才能,也是未来作为医务工作者必备的基本素质。作为小组书记员,同样除了以组员身份参与讨论外,还需要及时、客观、清楚地记录同学的发言以及提出的问题,和指挥者一起进行适时的总结、归纳,通过指出已完成的阶段性目标,提出下一步需要解决的问题来刺激、引导讨论的进行,协助小组建立整个案例的框架,并完成机制图初稿。

由于小组指挥者和书记员的角色不同、分工不同,考核的内容也有所差异(见表3-12、表3-13)。小组指挥者和书记员除作为组员身份得到的考核分数外,如果通过表3-12和表3-13的考核要求,每个案例可额外加0~2分。

表 3-12　对小组指挥者的评价表

评价指标	评价内容
观察力	能否让小组成员有均衡的发言权 能否适时地进行总结,并提出未解决的问题 是否关注每位同学的感受
组织协调能力	能否尊重并协调好每位同学的发言权 能否协助小组完成学习目标,不偏离主题 能否为小组营造快乐的学习氛围 能否鼓励比较沉默的同学参与讨论 能否在讨论陷入僵局时主动总结,刺激讨论的进行
决断能力	能否恰当地进行时间分配 能否有效地掌控小组讨论的节奏,并使对方欣然接受 在既定学习目标尚未完成的情况下,能否提出应对措施

表 3-13　对小组书记员的评价表

评价指标	评价内容
执行力	能否正确理解、领会每位同学的发言 能否及时、客观地记录小组成员的发言
归纳总结能力	能否对小组成员的发言进行整理 能否不断地提炼信息,并列出学习目标 能否适时地进行总结,并提出未解决的问题
合作意识	能否客观地记录每位同学的发言 能否主动地完成机制图草图,并和大家一起讨论 能否协助 leader 进行阶段性总结 能否为小组营造快乐的学习氛围

三、对小组整体表现的评价

PBL 是以小组为单位进行的团队学习,每个小组成员作为一个独立的个体构成了小组这个整体。个体影响整体,整体在一定程度上反映个体。因此,对小组整体的表现进行评价间接反映了每位小组成员在 PBL 学习过程的合作及学习目标达成情况。学习效果遵循"短板效应",不鼓励"个人英雄主义"行为。小组整体表现评价对象是小组全体同学,评价内容见表 3-14。小组整体表现的成绩控制在 86～90 分,整体表现的成绩将与组内所有成员的平均成绩进行加权,参考一定的计算方式计算得出每位同学的案例学习成绩。

表 3-14　对小组整体表现的评价表

评价指标	评价内容
知识考量	分析讨论阶段能否分析现象的相关性,并画出机制图草图 汇报阶段能否以机制图为主线进行讨论 能否对疾病的病因提出周全性的假设和鉴别 能否对病案机制进行深刻讨论 能否有效避免小组讨论、汇报变成"小讲堂" 是否达成既定的学习目标

续表

评价指标	评价内容
小组气氛	小组讨论气氛是否融洽 每位同学是否有均衡的发言机会 组内成员是否分工合作 汇报内容有无相互补充,或是简单重复

PBL 课程结束后,教师将按表 3-14 所示的评价指标对学生进行评分,然后将各个指标的得分情况进行汇总,填写 PBL 学生表现评分表(见表 3-15)。

PBL 学生表现评分表由以下几部分组成:学生信息(姓名及学号)、个人综合表现(满分100 分)、小组整体表现、担任指挥者/书记员的同学表现(加分项目)、扣分项目(缺席、迟到)以及特殊情况说明。

表 3-15　PBL 学生表现评分表

单元:　　　　案例:　　　　第　　组　　　　　　上课时间:

学号						
姓名						
1.个人在小组成员内的影响力(总分 40 分) (优 37~40;良 31~36;中 26~30;差≤25)						
2.个人在小组成员内的沟通领导能力(总分 40 分) (优 37~40;良 31~36;中 26~30;差≤25)						
3.个人对知识的追求性(总分 10 分) (优 37~40;良 31~36;中 26~30;差≤25)						
4.与小组成员互动及专业态度的表现(总分 10 分) (优 37~40;良 31~36;中 26~30;差≤25)						
5.总分						
6.小组的整体表现评估(在 86~90 分之间选择)						
7.调整后分数						
8.担任小组指挥者的评估(加 0~2 分)						
9.担任书记员的评估(加 0~2 分)						
10.旷课或请假日期(减 0~2 分)						
11.迟到日期及分钟(减 0~2 分)						
合计						

说明:1.请根据同学在该案例中的表现评分。

2.缺席:一个案例缺席 2 次,该案例成绩为 0;缺席 1 次,该案例以评分成绩的 2/3 计。

3.迟到:迟到超过 5 分钟,每 5 分钟扣 1 分。

4.请假需提供请假条。

教师:

值得注意的是,调整后分数是在学生综合能力成绩(自然成绩)的基础上,再根据小组整体表现进行加权调整后的成绩,如果该学生没有额外的加分或扣分项,那么调整后的分数即为该学生的最终成绩。具体的计算方法如下:

假设小组内第 5 项成绩平均值为 A,第 6 项成绩为 B,第 6 项成绩/第 5 项成绩平均值＝B/A＝e,那么每位学生的第 5 项成绩×e＝每位学生的调整后分数。

计算中,"系数"决定了同学们的最后成绩与自然成绩的高低。e 大于 1,说明小组整体表现较好,成绩高于组员的平均成绩,因此,每一位同学的最终成绩均高于其原始的自然成绩。e 小于 1,说明每一位同学在案例的学习过程中均表现突出,组员平均成绩大于小组整体成绩,因此,每位同学该案例学习的最终成绩将低于自己的自然成绩。

此外,加分项目是针对小组指挥者和书记员制订的。如果小组指挥者和书记员在 PBL 过程中认真负责、组织协调能力强、善于调动组员积极性和组内氛围,记录清晰有条理,较好地完成学习目标,则在学生调整后成绩的基础上再加 0～2 分。

而扣分项目主要在学生旷课、迟到的情况下生效,在最终成绩的基础上减去 0～2 分,作为影响小组团队学习整体进度和学习效果的惩罚。

每位同学针对该案例学习的最终成绩必须遵循实事求是的原则,经过以上项目的严格筛选,再根据 PBL 课程占总课程的学时比例,通过一定计算得出该项科目的总成绩。

第二篇　PBL 案例

第一章　心血管系统

案例一　老吴怎么突然"咯血"了

第 1 幕

社区办公室的王大妈拿着一份体检报告,对同事老吴劝说道:"你看一下,你这身体真的不能不留点心了! 冠心病、高血压都有了,还都不轻,这样下去你还怎么为社区服务啊? 别再耽误了,快去看病吧!"老吴说:"哎,你说得对啊。这身体真的不如以前了,现在心口痛的次数越来越多,活动后更厉害! 这不,一个小感冒都顶不住,一星期了还没好。我这就去医院看病。"

第 2 幕

到了医院,医生告诉老吴:您哪是小感冒啊,已经引起气管和肺部感染了,需要抗感染治疗。于是老吴挂上了盐水,刚滴了没多久,手机就响了起来,是同事李某打来的:"老吴,小区有两户人家出了纠纷,快动起手来了,你能不能过来帮我调解一下?""我现在医院输液呢,我争取早点到!"放下电话,老吴看了看盐水瓶,数数点滴数,每分钟 20 滴,这满满一瓶得打到什么时候啊? 他想,我可以把点滴调快点! 于是,老吴自己动手把点滴调快,数了数,每分钟 80 滴。就这样,老吴心里还是着急,他是热心人,把别人的事当成自己的事。1 小时左右,500ml 液体输完了。护士拔了针,老吴刚站起身想走,他突然感到憋气,大口大口地喘息起来,同时心前区感到疼痛,接着一连串咳嗽,咳出了粉红色的泡沫样液体。

第 3 幕

这时,医生和护士闻声赶来,急忙对老吴进行了检查。同时电话通知检验科来急诊室采血,床旁摄 X 线胸片,做心电图。

体检结果:BP 190/140mmHg,R 30 次/min,HR 140 次/min,心尖区可闻及舒张期奔马律,双肺布满湿性啰音和哮鸣音。此时,老吴端坐不能平卧,大角度靠背坐位也很难受,面色灰暗,口唇发绀,呼吸急促,全身直冒大汗。

辅助检查结果:血常规 WBC 12×10^9/L;胸部 X 线片显示心脏外形呈靴型增大,肺纹理增多、模糊,两肺门可见呈放射状分布的大片云雾状阴影;心电图 $V_1 \sim V_4$ 导联 QRS 波群 ST 段明显降低。医生诊断:冠心病,高血压性心脏病,急性左心衰竭,心功能Ⅳ级。

医生迅速给老吴做以下处理:加抗泡沫剂吸氧、坐位,双下肢下垂;呋塞米 40mg、毛花苷 C 0.2mg 静脉缓注,必要时重复;吗啡 5mg 皮下注射,硝普钠 50mg 静脉滴注。继续抗感染治疗。

案例二　不简单的胸闷

第 1 幕

余先生,52 岁,是一名商人。既往发现高脂血症 10 余年,未正规治疗。有痛风病史,不规则服用"痛风灵"治疗。长期自行在家灌肠,否认高血压、糖尿病病史;否认肝炎、结核、传染病史;否认手术外伤史;否认输血史;否认药物和食物过敏史;否认烟酒嗜好。

患者 12 小时前休息状态下出现轻微胸闷,无胸痛,无呼吸费力,无腹痛,无恶心呕吐,未予重视。后胸闷逐渐加重,持续不缓解,伴有呼吸费力,无胸痛。患者 6 小时前去医院就诊,入院查体:肌钙蛋白 8.389ng/ml,考虑急性冠脉综合征,予以拜阿司匹林、波立维抗凝及立普妥降脂等处理后胸闷稍有改善。查体:T 37℃,P 76 次/min,BP 118/67mmHg,R 20 次/min。无颈静脉怒张,两肺呼吸音清,未闻及干、湿啰音,腹软,无压痛。专科查体:心前区无隆起,未见异常搏动。触诊心尖搏动位于左第Ⅴ肋间,锁骨中线内 0.5cm,力量强,无抬举感、无摩擦感及震颤。心相对浊音界大小正常。心音正常,心率 76 次/min,心律齐,各瓣膜区未闻及杂音,未闻及心包摩擦音。双下肢无浮肿,足背动脉搏动好。化验检查:高敏肌钙蛋白定量 18.859μg/L。

第 2 幕

余先生入院后,医生给予冠脉造影,结果为阴性。术后转 CCU 进一步治疗,予以拜阿司匹林、波利维抗栓,立普妥片降脂,耐信保胃。心超:未见异常;B 超:脂肪肝,慢性胆囊炎,胆囊结石。肺部 CT:两肺散在炎性灶伴胸膜局限性增厚,冠脉钙化,胆囊多发结石。血气分析:血液酸碱度 7.506,氧分压 121.1mmHg,二氧化碳分压 26.1mmHg;肌酐(急诊) 75μmol/L;葡萄糖(急诊)6.0mmol/L;肌酸激酶同工酶(急诊)78U/L;血清钾(急诊) 3.59mmol/L;肌酸激酶(急诊)774U/L;血清氯(急诊)108mmol/L;血清钠(急诊)138mmol/ L;淀粉酶(急诊)79U/L;红细胞 4.29×10^{12}/L;白细胞 5.65×10^9/L;血小板 152×10^9/L;血红蛋白 128g/L;BNP 66pg/ml。

第 3 幕

患者诉有胸闷,有左肩背部疼痛,体温 36.5℃,心率 61 次/min,血压 89/55mmHg,呼吸 18 次/min。B 超:两侧下肢大动脉无明显异常发现,两侧下肢深静脉无明显异常。查体双肺可及湿性啰音,高敏肌钙蛋白 24.894μg/L,BNP 157pg/ml,肌酐(急诊)78μmol/L,乳酸(急诊)1.9mmol/L,C-反应蛋白(急诊)12.60mg/L;甲状腺功能正常,甲状腺抗体阴性,B 超示两侧甲状腺无明显异常发现;HSV-IgM、疱疹病毒 IgM 抗体等病毒系列阴性;自身免疫系列阴性;CMR:左室壁及室间隔信号异常,考虑心肌炎可能,建议做增强心脏核磁扫描(图1)。

结合病史、检查,考虑心肌炎,予多巴胺升压,甲强龙针抗炎,大剂量维生素C抗氧化。病情好转后转普通病房。

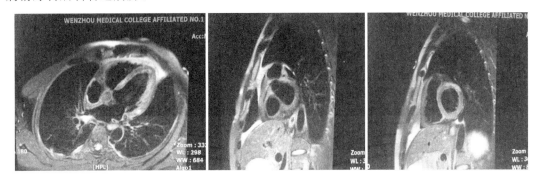

图1 心脏核磁扫描

案例三 夺命腹痛

第1幕

李先生,48岁,工人,广东人,既往体健。于2天前休息状态下出现腹痛,不剧,持续数分钟,休息后仍未能缓解,并伴恶心、呕吐,吐出胃内容物,大汗淋漓。1小时前出现头晕,伴黑矇,烦躁不安,四肢乏力,意识朦胧,到医院就诊,查心电图:Ⅱ、Ⅲ aVF导联ST段抬高,U波形成,CK 1235U/L,CKMB 114U/L,肌钙蛋白 7.69μg/L,BNP 250pg/ml。考虑为急性心肌梗死,给予补液、硝酸甘油,治疗后症状不能缓解。予急诊行气管插管,后入CCU继续治疗。

第2幕

入院查体:T 37.0℃,P 135次/min,BP 93/66mmHg,R 24次/min,气管插管呼吸机辅助给氧下,氧饱和度86%。神志朦胧,皮肤、黏膜及巩膜无黄染。颈软,气管居中,甲状腺无肿大。无发绀,无颈静脉怒张,肝颈反流征阴性,颈部血管无异常搏动。全身各处浅表淋巴结未触及。两肺呼吸音清,未闻及干、湿啰音,未闻及胸膜摩擦音。腹软,无压痛,无反跳痛,肝脾肋下未触及。神经系统无异常。专科查体:心前区无隆起,未见异常搏动。触诊心尖搏动位于左第5肋间,锁骨中线内0.5cm,力量强,无抬举感、无摩擦感及震颤。心相对浊音界大小正常。心音正常,心率135次/min,心律齐,各瓣膜区未闻及杂音,未闻及心包摩擦音。无交替脉、无水冲脉、无Durozxiez征。双下肢无浮肿,足背动脉搏动弱。

入院化验结果:血液酸碱度7.278,氧分压50.2mmHg,碳酸氢根17.5mmol/L,剩余碱－8.6mmol/L,二氧化碳分压38.2mmHg;淀粉酶140U/L;降钙素原定量0.136ng/ml;红细胞4.57×10¹²/L,血小板178×10⁹/L,白细胞22.34×10⁹/L,血红蛋白142g/L;血生化:葡萄糖(急诊)5.4mmol/L,肌酐(急诊)85μmol/L,血清氯(急诊)107mmol/L,乳酸(急诊)

1.5mmol/L,尿素氮(急诊)10.0mmol/L,血清钾(急诊)4.47mmol/L,血清钙(急诊)2.04mmol/L,血清钠(急诊)136mmol/L,BNP 250pg/ml,肌钙蛋白定量(急诊)7.69μg/L,D-二聚体2.94mg/L。CT结果:两肺气肿,两肺弥漫性炎症;心包、两侧胸腔积液;左侧冠脉少许钙化;胆囊炎改变;左肾结石。

第3幕

给予拜阿司匹林、波利维、立普妥、米力农＋多巴胺＋去甲肾上腺素升压,头孢曲松抗感染。

病情变化:心率158次/min,窦性,见有短阵室速及室早,室速能自动转窦律,多巴胺针＋米力农针＋去甲肾上腺素针维持下BP 76/46～95/54mmHg,球结膜水肿及双上肢水肿明显,心音低钝,未闻及病理性杂音,双肺呼吸音粗,可闻及痰鸣音,四肢皮肤尚温暖,无花斑,足背动脉搏动可。留置导尿,尿量30～40ml/h;血小板107×10⁹/L,白细胞28.00×10⁹/L,血红蛋白135g/L;血pH 7.312,PO₂ 70.0mmHg,二氧化碳分压42.1mmHg,剩余碱－5.0mmol/L,碳酸氢根20.9mmol/L;D-二聚体6.17mg/L;肌酸激酶同工酶(急诊)161U/L,肌酸激酶(急诊)3994U/L,肌钙蛋白定量(急诊)＞50.000μg/L(图1)。

01-	2014-01-02	2014-01-02	2014-01-03	2014-01-03	2014-01-04	2014-01-05	2014-01-06	2014-01-07	2014-01-08	2014-01-12

检验项目	检验时间	结果		参考范围	单位
肌钙蛋白定量(急诊)	2014-01-01	7.69	↑	0.00～0.15	μg/L
肌钙蛋白定量(急诊)	2014-01-02	14.88	↑	0.00～0.15	μg/L
肌钙蛋白定量(急诊)	2014-01-02	30.67	↑	0.00～0.15	μg/L
肌钙蛋白定量(急诊)	2014-01-03	＞50.000	↑	0.00～0.15	μg/L
肌钙蛋白定量(急诊)	2014-01-03	＞50.000	↑	0.00～0.15	μg/L

图1 肌钙蛋白定量

心超提示:左室整体收缩活动减弱,以左室前壁、前间隔、心尖部及下壁为主,轻度二尖瓣反流,主动脉窦部增宽,中重度主动脉瓣反流,心包积液(图2)。

主要测值：
    主动脉根部内径(mm):38
    左室舒张末期内径(mm):52
    左室收缩末期内径(mm):40
    左房内径(mm):34
    室间隔厚度(mm):8
    左室后壁厚度(mm):9

结果所见：（透声条件及图象质量丙）
床旁超声心动图检查示（仰卧位）：
1.左房、左室内径正常范围，左室壁厚度正常范围，左室整体收缩活动减弱，以左室前壁、前侧壁、室间隔、心尖部及下壁为著。
2.二尖瓣不厚，开放活动不受限，CFI示轻度二尖瓣返流。
3.主动脉窦部增宽，升主动脉显示不清，主动脉瓣瓣叶数显示不清，开放活动不受限，CFI示中重度主动脉瓣返流。
4.右房、右室内径正常范围，右房、右室内见导管回声（为右心导管），三尖瓣不厚，开放活动不受限，CFI示轻度三尖瓣返流，肺动脉显示不清。
5.心包腔内于右室前壁前方及右室游离壁外方近心尖分别探及收缩期深约8mm、10mm的液性暗区。
6.左心功能测定（应用改良Simpson法）：射血分数（EF）=30%。

结果诊断：
左室整体收缩活动减弱，以左室前壁、前侧壁、室间隔、心尖部及下壁为著
轻度二尖瓣返流
主动脉窦部增宽 中重度主动脉瓣返流（建议复查）
心包积液
（床旁超声心动图检查，诊断信息有限，建议门诊心超室复诊）

图2　心超结果

第4幕

经口气管插管接呼吸机辅助通气，心率108～110次/min，窦性，多巴胺针＋米力农针＋去甲肾上腺素针维持下 ABP 76/46～86/54mmHg，PAWP 26～31mmHg，CO 3.31～4.04L/min，球结膜水肿及双上肢水肿明显，心音低钝，主动脉瓣第一听诊区可闻及2/6级SM，双肺呼吸音粗，可闻及痰鸣音，四肢皮肤尚温暖，无花斑，足背动脉搏动可，留置导尿，尿量60～200ml/h。

CT结果：升主动脉根部夹层形成考虑，胸腹主动脉少许附壁血栓，两肺背侧炎症（图3）。

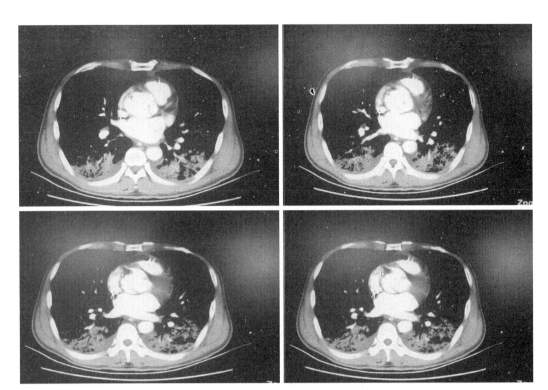

图3 CT结果

食道心超:升主动脉夹层分离,主动脉瓣重度关闭不全,主动脉窦部增宽,左室整体收缩活动减弱,以左室前壁、前侧壁、室间隔、心尖部及下壁为著,轻度二尖瓣反流,心包积液(图4)。

确诊主动脉夹层,择日行升主动脉瓣人工血管置换。

结果所见: (透声条件及图象质量:甲)
经食管超声心动图检查示:
1.左房、左室不大,左室壁不厚,左室整体收缩活动减弱,以左室前壁、前侧壁、室间隔、心尖部及下壁为著。左房内左心耳、肺静脉入口、房间隔左房面未见血栓回声。
2.二尖瓣不厚,开放活动不受限,CFI示轻度二尖瓣返流。
3.主动脉窦部增宽,升主动脉不宽。升主动脉内探及管壁内膜飘动强回声,为夹层分离,距主动脉瓣环最近处约1.3cm。主动脉瓣呈三叶式,开放活动不受限,CFI示重度主动脉瓣返流。
4.右房、右室不大。右房、右室内见导管回声(为右心导管)。房间隔未见回声缺失,CFI未见房水平分流。三尖瓣不厚,开放活动不受限,CFI示轻度三尖瓣返流。
5.心包腔内探及液性暗区。
6.左心功能测定(应用改良Simpson法):射血分数(EF)=30°。

结果诊断:
升主动脉夹层分离
主动脉瓣重度关闭不全 主动脉窦部增宽
左室整体收缩活动减弱,以左室前壁、前侧壁、室间隔、心尖部及下壁为著
轻度二尖瓣返流
心包积液
TEE

图4 食道心超

案例四　孙女士的呼吸困难

第 1 幕

孙女士,58 岁,体重 74kg,身高 156cm。高血压病史 20 余年,平时服用拜新同片(1# qd)+科索亚片(1# qd),血压在 130/80mmHg 左右;糖尿病病史 8 年,服用拜糖平片(50mg tid),空腹血糖为 5~7mmol/L;无长期饮酒或吸烟史。近 5 天来受凉后反复出现胸闷,伴吸气性呼吸困难,活动时显著,休息数分钟缓解,伴咳嗽、咳少量白黏痰,无胸痛、腹胀、哮喘,来医院就诊。

查体:体温 36.8℃,血压 157/97mmHg,呼吸频率 28 次/min,呼吸急促,端坐位,张口呼吸,口唇发绀,无颈静脉怒张,右肺闻及湿啰音,二尖瓣听诊区闻及 3/6 级收缩期杂音,双下肢无浮肿。

第 2 幕

化验结果:RBC $4.42×10^{12}$/L,Hb 137g/L,PLT $266×10^9$/L,WBC $9.08×10^{12}$/L;PCT <0.06ng/ml;TSH 1.020mIU/L,FT_4 11.75pmol/L,FT_3 3.6pmol/L;D-D 1.28mg/L;CTI 0.02μg/L;BNP 1180pg/ml;pH 7.450,$PaCO_2$ 30.5,PaO_2 60.2,BE−1.0,SaO_2 90%。心电图见图 1,肺动脉 CTA 未见明显异常,两侧胸腔积液,见图 2。

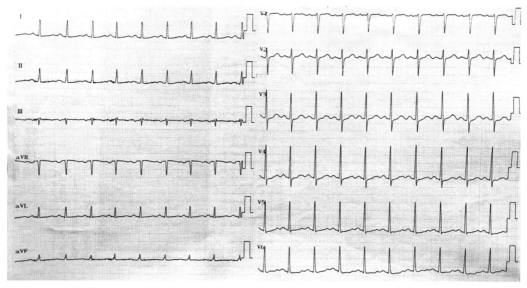

图 1　心电图

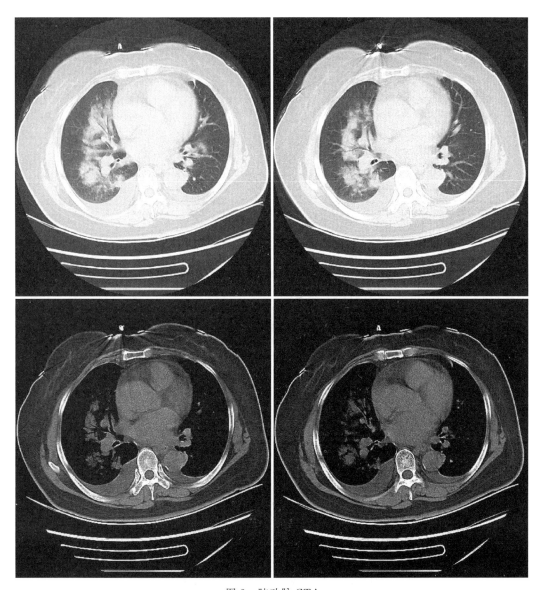

图 2　肺动脉 CTA

第 3 幕

为进一步治疗,患者收治入院。检查:T 37.2℃,P 120 次/min,BP 157/97mmHg,R 24
次/min。查体:神志清,皮肤黏膜及巩膜无黄染,颈软,气管居中,甲状腺无肿大,口唇发绀,
无颈静脉怒张,肝颈反流征阴性,颈部血管无异常搏动。两肺呼吸音粗,右肺湿啰音,未闻及
哮鸣音及胸膜摩擦音。腹软,无压痛,无反跳痛,肝脾肋下未触及。神经系统无异常。触诊:
心尖搏动位于左第 5 肋间,锁骨中线内 0.5cm,有抬举感、无摩擦感及震颤。心律齐,二尖瓣
听诊区闻及 3/6 级 SM 粗糙吹风样杂音,无传导。双下肢无浮肿,双侧足背动脉搏动对称。
pH 7.455,二氧化碳分压 32.7mmHg,氧分压 62.2mmHg,剩余碱－0.6mmol/L,氧饱和度
92.7%,BNP 1360pg/ml,肌钙蛋白定量 0.31μg/L,肌酸激酶 164U/L,肌酸激酶同工酶 4U/

L,肌酐 $48\mu mol/L$,血红蛋白 128g/L,D-二聚体 1.23mg/L,乳酸 1.4mmol/L。心超结果见图 3。食道心超结果见图 4。肾动脉 B 超:双肾动脉未见狭窄,血流速度未见增高。

治疗:吸氧,呋塞米、螺内酯。

主动脉根部内径(mm):35
左室舒张末期内径(mm):50
左室收缩末期内径(mm):34
左房内径(mm):46
室间隔厚度(mm):10
左室后壁厚度(mm):10
主肺动脉(mm):29
左室内径缩短分数(%):32
每搏量(mL/B):70.8
心输出量(L/min):0
心脏指数(L/min/m²):0
左室射血分数(%):59.9

(透声条件及图象质量:丙)
1.左房增大,左室内径正常高限,左室壁厚度正常范围,静息状态下左室收缩活动及节段性活动未见异常。
2.二尖瓣不厚,开放活动不受限,关闭时二尖瓣后叶脱入左房,CFI示中重度二尖瓣返流。二尖瓣血流图示:A峰3.主动脉窦部内径正常范围,升主动脉增宽,内径43mm。主动脉瓣呈三叶式,开放活动不受限,CFI示轻微主动脉瓣返流。
4.右房、右室内径正常范围。右房、右室及肺动脉内见导管回声。三尖瓣不厚,开放活动不受限,CFI示轻度三尖瓣返流,CW据三尖瓣返流估测肺动脉收缩压58mmHg。肺动脉不宽。
5.心包腔内未探及超过正常范围的液性暗区。
(注:左室功能系应用Tech公式计算所得)

二尖瓣后叶脱垂中重度关闭不全
左房增大

图 3　心超结果

(透声条件及图象质量:甲)
经食管超声心动图检查示:
1.左房、左室增大,左室壁不厚,左室收缩活动未见异常。左房内左心耳、肺静脉入口、房间隔左房面未见血栓回声。
2.二尖瓣不厚,开放活动不受限,关闭时后叶部分瓣体(P2)脱入左房内,瓣尖见条索状回声飘动,CFI示重度二尖瓣返流。
3.升主动脉增宽。主动脉瓣呈三叶式,开放活动不受限,CFI示轻微主动脉瓣返流。
4.右房增大,右室不大。房间隔未见回声缺失,CFI未见房水平分流。三尖瓣不厚,开放活动不受限,CFI示轻度三尖瓣返流。
5.左心功能测定(应用改良Simpson法):射血分数(EF)=73%。
经胸超声心动图据三尖瓣返流估测肺动脉收缩压63mmHg。

二尖瓣后叶(P2)脱垂伴腱索断裂 二尖瓣重度关闭不全
左房、左室增大
升主动脉增宽
中度肺动脉高压伴轻度三尖瓣返流 右房增大
TEE

图 4　食道心超结果

案例五　李先生的胸痛

第 1 幕

李先生,农民,51 岁,体重 82kg,身高 173cm,干农活的李先生向来身体素质不错,没得过大病,也没有参加每年一次的农村体检。平时烟不离手(每天 1~2 包,烟龄 30 多年)。近两个月以来,李先生干农活时出现胸痛,位于剑突下,持续 3~5min 不等,休息后可缓解,两月来胸痛反复发作,在晨起或活动时发作。但上述症状并没有引起李先生的重视。

今天下午 4:30,李先生跟往常一样在田间劳作时,胸痛再次发作,疼痛明显较前加重,痛得出冷汗,同时伴有胸口憋闷感,呼吸困难。这种状况持续了半小时左右仍没有好转。家人立即将李先生送到了就近的卫生院,途中患者呕吐了一次。卫生院的医生为李先生做了检查,WBC 13.1×10⁹/L, Hb 98g/L, PLT 200×10⁹/L, Glu 8.7mmol/L, Cr 74mmol/L, K⁺ 3.34mmol/L, LDL-C 4.86mmol/L, Tc 7.63mmol/L, 肌钙蛋白(-),卫生院医生查看检查结果后,开了一些胃药和抗生素,李先生服用后自觉症状稍有缓解,便回到家中。18:40,李先生胸痛再次加重,持续不能缓解,并出现左侧肩背部疼痛,再次服用胃药后症状仍无好转。家人立即将李先生送往市里的大医院急诊科就诊。急诊科的医生为李先生做了基本的体格检查:血压 110/73mmHg,体温 36.4℃,呼吸 20 次/min,脉搏 50 次/min。

查体:神志清,皮肤、黏膜及巩膜无黄染。颈软,气管居中,甲状腺无肿大。无发绀,颈静脉充盈,肝颈反流征阳性,颈部血管无异常搏动。全身各处浅表淋巴结未触及。两肺呼吸音粗,两下肺可闻及干、湿啰音,未闻及胸膜摩擦音。腹软,上腹部轻压痛,无反跳痛,肝脾肋下未触及。神经系统无异常。心前区无隆起,未见异常搏动。触诊心尖搏动位于左第 5 肋间,锁骨中线外 0.5cm,力量强,无抬举感、无摩擦感及震颤。心相对浊音界稍大。心音正常,心率 50 次/min,心律齐,心尖区可闻及 2/6 收缩期吹风样杂音,未闻及心包摩擦音。无交替脉、无水冲脉、无 Durozxiez 征。双下肢无浮肿,足背动脉搏动弱。

第 2 幕

入院后患者胸痛持续存在,无明显缓解,继而出现头晕,气喘,四肢苍白冰冷。复测血压(85/50mmHg),急诊医生有所警觉,马上吩咐做进一步抽血、心电图及胸部 CT 检查(图 1、图 2)。血常规:WBC 11.7×10⁹/L, Hb 95g/L, PLT 181×10⁹/L, Hct 43.1%, 中性粒细胞 75.5%, 淋巴细胞 19.1%。生化检查:Glu 9.0mmol/L, Cr 74mmol/L, Na⁺ 142mmol/L, K⁺ 2.95mmol/L。心肌酶学:CK 208U/L, CK-MB 22U/L, Troponin-I 0.01μg/L(20:30), CK 1108U/L, CK-MB 109U/L, Troponin-I 8.24μg/L(23:44)。血气分析:pH 7.405, PO₂ 83mmHg, PCO₂ 36.4mmHg。Lac 3.6mmol/L, BNP 49pg/ml, D-二聚体 0.94mg/L, PT 13.5s, APTT 32.4s。

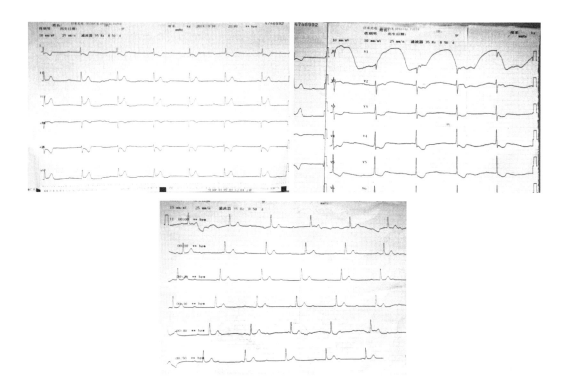

图1 心电图结果

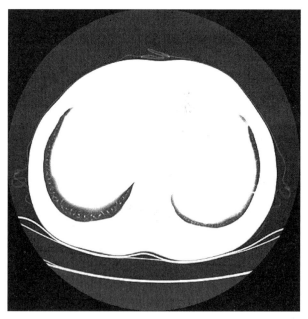

图2 胸部CT检查结果

第3幕

急诊科医生吩咐护士马上开通第二条静脉通路,给予输液,并立即联系心内科值班医生,心内科医生吩咐给予拜阿司匹林300mg,波立维300mg口服,低分子肝素皮下注射,并安排导管室准备心导管检查。因心率缓慢(32 次/min),行紧急临时起搏器安置术。术中患者突发意识丧失,抽搐,心电图监护显示室颤,予直流电 200 焦同步电除颤,并静脉注射肾上腺素 1mg 3 次,反复电除颤 3 次后,转为室性自身心律,心率 32 次/min,立即临时起搏心率 60 次/min,无快速性心律失常发生。选择性冠状动脉造影示右冠脉近端完全闭塞,予开通植入 1 枚支架(图 3)。术后患者胸痛等症状逐渐缓解,术后心电图 ST 段回落,恢复窦性心律(图 4),转入 CCU。

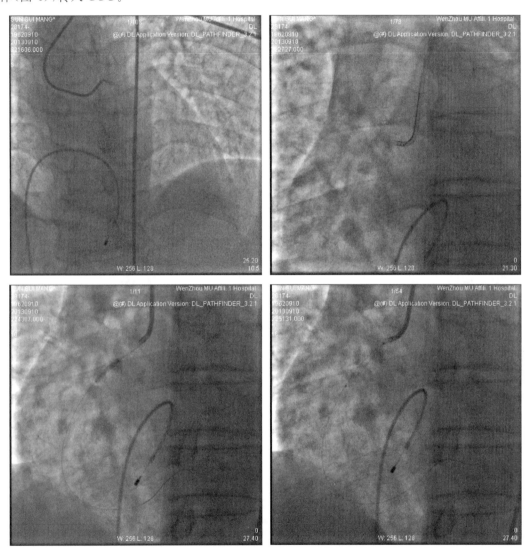

图 3 冠脉造影结果及右冠 PCI 后造影结果

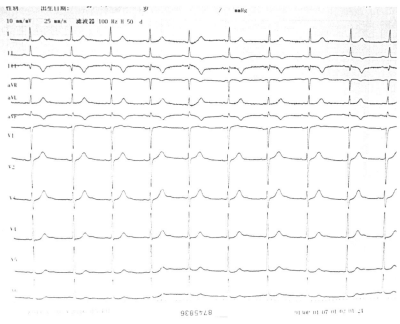

图4 术后心电图

第4幕

术后第 2 天，李先生出现体温升高，波动于 37.6 ～ 38.0℃。查血常规：WBC 13.2×10⁹/L，Hb 93g/L，PLT 210×10⁹/L，中性粒细胞 69.5%，淋巴细胞 19.0%。采取物理降温等对症处理，并吩咐监测体温变化。李先生 17:30 进食时突发神志丧失，家属立即报告医生，医生赶到床边，发现患者呼之不应，血压测不到，心电图提示室性逸搏心律，32 次/min，颈静脉怒张。立即予心肺复苏，床旁心超提示大量心包积液，考虑心脏破裂，持续心肺复苏约 1h，反复肾上腺素静推后，患者未见好转，于 19:20 宣布死亡。

案例六 南老师的"心路历程"

第1幕

1983 年，23 岁的南仁以优异的成绩大学毕业后留校任教。他勤奋好学，工作努力，很快就成为教研室教学和科研的骨干。由于工作繁忙，南仁晚上和周末经常加班，南仁从学生的爱戴和研究的成果中体会到了工作的乐趣。2002 年的秋天，南仁常感头晕、头痛，晚上入睡困难，到医院就诊时发现血压：160/105mmHg。

体检时南仁的心率80 次/min，心律齐，无杂音。腹部和四肢体检无异常发现。超声检查显示：肾及肾上腺无占位性病变，肾血管及血流正常；脑血管及脑血流正常。尿常规检查无异常发现。血肌酐和尿素氮含量正常。心电图显示：窦性心律，72 次/min，正常心电图。X 线胸片无异常发现。眼底检查可见视网膜动脉变细、反光增强。肝功能、血常规及血脂均无异常发现。

南仁被诊断为原发性高血压。医生给予降血压治疗,2 周后复查血压 120/80mmHg。医生嘱咐南仁,他的血压升高与长期工作紧张有关,要注意劳逸结合。而且一旦患高血压病就需要长期服用降压药,必须将血压控制在正常的范围内,以后要定期来医院复查。南仁得知血压恢复正常后很高兴,自觉症状也消失了,以为自己病好了并停止服药。而后,南仁一直没有明显症状,血压时高时低,偶尔服用降压药。南仁总是忙于工作,没时间上医院做详细诊治。

第 2 幕

2008 年起,南仁发现在与他人同行的过程中经常跟不上同伴的步伐,心悸、气喘,走路的速度变慢,易疲劳,上楼时气喘加重,上 1～2 层楼就需要休息一下。南仁经常感叹,年纪大了,体力不如年轻人了。在家人的劝说下,才到医院寻求医生的帮助,做详细检查。血压:170/100mmHg;心电图检查:左房大、左心室肥大伴老损;胸片显示双肺纹理粗;心影增大,呈靴形;超声心动图检查见室间隔和左心室后壁厚度增加,左心房和左心室轻度增大,左室射血分数(LVEF):47%。医院明确诊断为:高血压病、高血压性心脏病、心功能不全。经过控制血压和改善心功能的治疗,病情明显好转。随后,南仁定期到门诊随访诊治。

第 3 幕

2011 年 1 月 9 日下午,南仁自觉发冷,体温:37.6℃。南仁怀疑是上午出门买东西吹了冷风,自行服用感冒清热冲剂治疗。第 2 天有轻度流涕,偶有咳嗽,无鼻塞和咽痛的感觉,无痰。自觉气喘,憋得慌,走几步路上厕所都感到憋气加重,即卧床休息。晚间感觉发冷加重,甚至发抖,在家测体温 40.2℃,到医院急诊。值班护士给南仁测试体温,高达 39.8℃,后协助家属用轮椅将南仁推到诊室,值班医生详细询问了病情并进行了体检。患者神志清醒,半卧位,检查时一躺平就觉憋气加重,需立刻坐起。血压:140/70mmHg,头、颈、咽部及扁桃体检查无异常,体表无皮疹,表浅淋巴结无肿大。口唇发绀,颈静脉怒张。呼吸:28 次/min,两下肺可闻细小湿啰音,右肺略明显。心率:110 次/min,心律不齐,心音强弱不等;心前区可闻及收缩期和舒张期杂音。腹软,无压痛,肝肋下 1 指,脾未触及,双下肢轻度凹陷性水肿。收住入院。

血常规化验显示:WBC 12×10^9/L,RBC 3.2×10^{12}/L,Hb 115g/L,PLT 110×10^9/L,中性粒细胞 90%,淋巴细胞 6%。尿和大便常规检查无异常发现。胸片:双肺纹理粗,右下肺有散在片絮状阴影,右胸膜肥厚粘连,心影向左右明显增大。超声心动图显示室间隔和左心室后壁增厚,左房、左室、右房和右室增大,二尖瓣反流(重度),主动脉瓣反流(轻度),三尖瓣反流(中度),左心房压和肺动脉压增高,左室射血分数 39%。肝肾功能无异常。

医生给南仁静脉点滴抗生素、吸氧、增加利尿药剂量、口服补钾、福辛普利钠、苯磺酸氨氯地平、地高辛,3 天后体温降至正常,下肢水肿和肺部啰音消失。继续静脉给予抗生素 3 天,然后改为口服,4 天后停用抗生素,继续服用其他药物。出院诊断:慢性心力衰竭、高血压病、肺炎。

第二章　呼吸系统

案例一　气透不上来

第1幕

李师傅的妻子叙述:老李咳嗽多年啦,最近10年来经常听到他咳嗽,还有白痰,天气冷的时候更明显,每年都要咳2~3个月。叫他去医院看看,他总说没事,说抽烟的人咳几声没关系。不过,最近两年,老李的体力下降比较明显,平时出去散步,老是跟不上我,我经常要等他。这周更明显,没走几步,大概就100m左右吧,就气喘吁吁的,咳嗽也厉害了很多,痰也变黄了。发烧倒是没有,也没有说胸痛,就是呼吸费力比以前更明显了,胃口也不好,晚上睡觉还可以,能躺平睡,但是早上起来上个厕所就觉得呼吸困难,脚也没肿。他自己觉得也不对劲了,所以来医院看看。大夫,有没有关系啊?

第2幕

老李入院后,医生根据他的病情很快做了查体:

一般情况:T 36.5℃,P 102 次/min,R 26 次/min,BP 130/80mmHg。神志清楚,平卧位,口唇略发绀,气管居中,桶状胸,叩诊过清音,双肺呼吸音低,呼吸音对称,两下肺少许湿性啰音,未闻干性啰音;心率102 次/min,律齐,心尖部第一心音遥远,未闻及杂音及心包摩擦音。腹平软,肝脾肋下均未触及,下肢无水肿。

第3幕

医生根据老李的病情,让他进行了急诊胸片、胸部CT和化验检查,结果见图1、图2、图3。

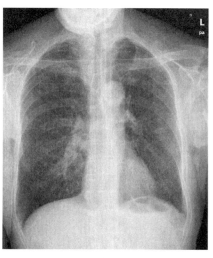

图1　胸片结果

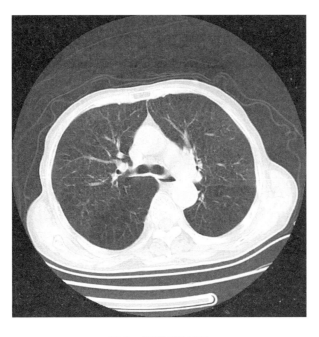

图 2 胸部 CT 结果

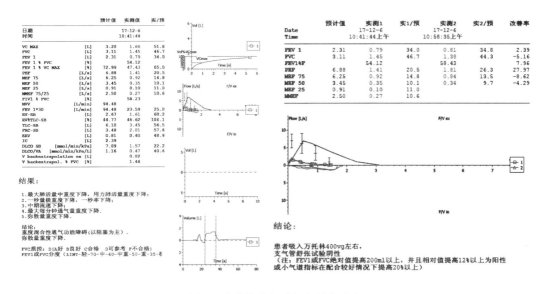

图 3 肺功能常规通气和舒张试验

第 4 幕

由于患者呼吸费力比较明显,医生给他抽了动脉血做血气分析,根据血气分析(表 1)及上述检查结果,采取吸氧、雾化(普米克令舒＋可必特 tid)、静脉用药(甲强龙 40mg ivgtt qd、氨茶碱 0.25 iv-vp qd),并给予抗生素治疗。用药后李师傅的咳嗽、咳痰、呼吸困难症状明显缓解。

表 1　动脉血气分析

检验项目	结果	参考范围	单位	检验项目	结果	参考范围	单位
血液酸碱度	7.346 ↓	7.350～7.450		标准碳酸氢根	28.7 ↑	21.3～24.8	mmol/L
患者 pH	7.350	7.350～7.450		标准 pH 值	7.48		
二氧化碳分压	63.3 ↑	35.0～45.0	mmHg	氧含量	16.60		Vol%
患者 PCO_2	62.5 ↑	35.0～45.0		氧饱和度	78.9 ↓	91.9～99.0	%
氧分压	45.2 ↓	80.0～100.0	mmHg	肺动脉氧分压	79.50		mmHg
患者 PO_2	44.2 ↓	80.0～100.0		肺动脉氧分压(pt)	80.60		mmHg
＊剩余碱	5.9 ↑	−3.0～3.0	mmol/L	肺动脉氧分压差	34.4 ↑	5.0～30.0	mmHg
细胞外液碱储量	8.10		mmol/L	肺动脉氧分压差(pt)	36.4 ↑	5.0～30.0	mmHg
缓冲碱	53.9 ↑	45.0～52.0	mmol/L	FiO_2	0.21		
碳酸氢根	33.8 ↑	21.4～27.3	mmol/L	氢离子浓度	44.70		nmol/L
二氧化碳总量	29.9 ↑	22.0～28.0	mmol/L				

第 5 幕

在医生的询问下,老李说:我今年 60 岁,平时没什么爱好,就喜欢叼根烟。自打谈恋爱时,我就开始抽烟了,1 天 1 包。除了备孕的时候戒了一段时间,就没停过,烟瘾还越来越大,现在孩子都 20 岁了,抽烟还 1 天 2 包。

案例二　好好的,怎么胸痛胸闷了

第 1 幕

小明自述:我是大学一年级学生,平时喜欢打篮球。不过,最近一个月觉得乏力,胃口不好,篮球也不想打了,晚上睡觉还经常出虚汗。前天下午觉得好久没运动了,就打了一会篮球,可是没多久,突然右侧胸痛,随着呼吸和转身的时候疼痛加剧,屏住呼吸时就不痛了。打球的时候也没感觉被人冲撞。去医务室,量了体温 37.8℃,血压 125/78mmHg,心率 98 次/min。医务室给了一颗止痛药,吃了有好转。可是当天晚上疼痛又加重,尤其是咳嗽或者转动体位时更加明显,而且感觉有胸闷,走路或上楼的时候更明显,休息一下会好一点。医生,这是什么问题啊,有没有关系呢?

第 2 幕

入院后,医生根据他的病情很快做了查体。

一般情况:T 37.3℃,P 88 次/min,R 20 次/min,BP 120/74mmHg。神志清楚,平卧位,口唇无发绀,胸壁皮肤无红肿,无水疱,气管略左偏,右侧胸廓略饱满,叩诊浊音,左侧胸廓叩诊清音,右肺呼吸音低,未闻及干性啰音及胸膜摩擦音;心率 102 次/min,律齐,未闻及杂音及心包摩擦音。腹平软,肝脾肋下均未触及,下肢无水肿。

第 3 幕

医生根据小明的病情,给他做了急诊胸片(图 1)和化验检查,又做了诊断性胸腔穿刺(表 1)。化验检查结果:(血常规)白细胞 9.3×10^9/L,中性粒细胞 75%,血红蛋白 126g/L,血小板 135×10^9/L。血沉 56mm/h,CRP 36mg/L。血肿瘤系列正常,ANA、ENA 系列正常。

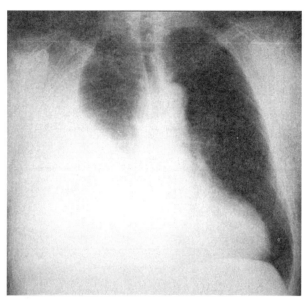

图 1 胸片结果

表 1 胸水常规

检验项目	结果	提示	参考范围	单位
颜色	黄色			
透明度	微浊			
白细胞计数	3600	↑	0～10	$\times 10^6$/L
红细胞计数	5600	↑	0～0	$\times 10^6$/L
分叶核百分率	37			%
淋巴细胞百分率	54			%
单核巨噬细胞百分率	7			%
嗜酸细胞百分率	2			%
利凡他试验	*阳性*		阴性	

第 4 幕

由于患者有胸闷胸痛症状,胸片提示胸腔积液,故医生在 B 超定位下给他胸穿及置管引流。过程顺利,引流出草黄色胸水,并再次送检常规、生化、病理等。突然,小明诉头晕,恶心,查体发现脸色苍白,出汗多,急测血压 80/50mmHg。

医生经过紧急处理后,小明上述症状明显好转,回到病房后,打开引流管,开始引流胸水。不到 1 小时,流出胸水约 1000ml。胸闷明显好转,小明也开心起来了。

可是不久,小明就开始咳嗽,又开始胸闷气促了,而且越来越厉害,甚至咳出粉红色泡沫样痰,陪同的兄弟赶紧叫来医生。

第 5 幕

经过处理后,小明的胸痛胸闷明显好转,这时候,胸水的其他报告也出来了。提示胸水内未找到肿瘤细胞,胸水 CEA 正常。胸水生化见表 2。

随后,小明又接受了胸腔镜检查,见胸腔内粘连包裹较明显,予以胸腔镜下粘连带松解,见胸膜散在结节(图 2),予以胸腔镜下活检。活检病理提示肉芽肿,部分伴干酪样坏死。

表 2　胸水生化

检验项目	结果	单位
胸水腺苷脱氨酶	62.60	U/L
体液总蛋白定量	52.50	g/L
体液乳酸脱氢酶	1861.00	U/L
体液葡萄糖	4.09	mmol/L

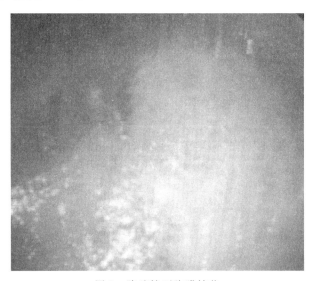

图 2　胸腔镜下胸膜结节

案例三　费心劳力的阿强

第 1 幕

1954 年 8 月出生的阿强是浙江永嘉人。35 岁那年,阿强借款买了一辆大货车开始跑运输,他日夜奔波在公路上,累了困了就抽烟解乏。经过努力工作,阿强供两个孩子上了大学,还在县城为儿子买了婚房。但从此也染上了烟不离手的毛病,从1天1包发展到1天2包,早上起床常常咳几声。

2008年冬天,阿强跑完一次长途后出现头痛伴高热,全身酸痛。在家自服退烧药。2天后症状未改善,且又出现咳嗽、气喘、咯黄痰。去县医院就诊,体温38.5℃,呼吸30次/min,血压、心率正常。双肺可闻及哮鸣音及少量湿啰音,肺部X线检查见两肺纹理增粗,给予青霉素、氨茶碱和止咳药治疗。因为定好的交货日期在即,病情刚刚好转,阿强又赶紧运货了。

此后,阿强经常咳嗽,伴白痰,时有气喘,天气冷的时候更明显,每年都要咳上2~3个月,严重时就去家附近的诊所打针吃药。医生告诉阿强,他这个病属于慢性病,要坚持治疗,戒烟,注意预防感冒,也不可过于劳累。但阿强觉得只是咳嗽的小毛病,并未放在心上。

第2幕

近几年,阿强的咳嗽和气喘时好时坏,而且体力远不如前,只能退休在家。可他还是闲不下来,儿子工作忙,他就帮忙带孙子,但经常力不从心,跑几步就气喘吁吁,追不上孩子。2016年冬天,在家人的反复劝说下,阿强终于决定彻底戒烟,并再次到县医院看病。查体见胸廓前后径增加,呈桶状,腹式呼吸,两肺呼吸运动减弱。叩诊过清音,听诊闻及肺部哮鸣音及肺底少量湿啰音。胸部X片显示,肋间隙增宽,肺纹理增粗,肺透亮度增加(图1)。

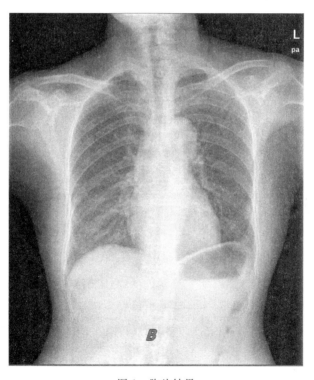

图1　胸片结果

2017年秋天,阿强呼吸费力比以前更明显了,时常觉得胸闷、气短。他胃口不好,人也瘦了,小便变少,但是却老是觉得脚有些胀胀的,以前的鞋子穿着都觉得紧了。他认为只是自己的老毛病犯了,未去就医。

2018年除夕夜,阿强陪孙子在室外放烟花,受凉后发烧,频繁咳嗽伴黄痰,出现明显的呼吸急促,伴恶心呕吐腹胀,按压两脚背有明显凹陷,早上起来上个厕所就觉得呼吸困难,家人将阿强送到医院急诊。

第 3 幕

体检:T 38.7℃,R 35 次/min,P 118 次/min,BP 125/75mmHg。神志清,不能平卧,呈半卧位,面色灰白,口唇发绀,颈静脉怒张。胸部叩诊过清音,听诊两肺布满哮鸣音和湿啰音。心音低,心律齐。肝大肋下 3cm,肝颈静脉返流征阳性,移动性浊音阴性,双下肢凹陷性水肿。血常规检查:WBC 17×10^9/L,中性粒细胞 85%,淋巴细胞 12%,单核细胞 3%。

血清电解质检查:Na^+ 145mmol/L,Cl^- 95mmol/L,HCO_3^- 32.6mmol/L,K^+ 5.2mmol/L。肝功能检查:天门冬氨酸氨基转移酶(AST) 98U/L,丙氨酸氨基转移酶(ALT)75U/L。血气分析见表3。心电图检查示窦性心动过速,118 次/min,P 波高尖,顺钟向转位,右心室肥厚。胸部 X 片检查示肺动脉段突出,肺门纹理增粗,左侧少许积液。

表 3 动脉血气分析

检验项目	结果	参考范围	单位	检验项目	结果	参考范围	单位
血液酸碱度	7.291 ↓	7.350~7.450		标准碳酸氢根	29.5 ↑	21.3~24.8	mmol/L
二氧化碳分压	74.3 ↑	35.0~45.0	mmHg	氧含量	16.60		Vol%
患者 PCO_2	72.5 ↑	35.0~45.0		氧饱和度	78.9 ↓	91.9~99.0	%
氧分压	45.2 ↓	80.0~100.0	mmHg	肺动脉氧分压	79.50		mmHg
患者 PO_2	44.2 ↓	80.0~100.0		肺动脉氧分压(pt)	80.60		mmHg
﹡剩余碱	5.9 ↑	-3.0~3.0	mmol/L	肺动脉氧分压差	34.4 ↑	5.0~30.0	mmHg
细胞外液碱储量	8.10		mmol/L	肺动脉氧分压差(pt)	36.4 ↑	5.0~30.0	mmHg
缓冲碱	53.9 ↑	45.0~52.0	mmol/L	FiO_2	0.21		
碳酸氢根	32.6 ↑	21.4~27.3	mmol/L				

第 4 幕

医生立即将阿强转入呼吸科的重症病房治疗,接无创性呼吸机进行机械通气并雾化吸入气管扩张剂,同时静脉滴注抗生素和氨茶碱,口服利尿剂和 β-肾上腺素受体激动剂等。外地工作的女儿女婿也赶回来了,全家人都在监护室外焦急地等待,都很后悔平时对他的毛病不够重视。三天后阿强撤离了呼吸机转回普通病房,儿女握着他的手说:"爸爸,您为我们费心劳力了一辈子,以后该我们好好照顾您了"。一周后,阿强顺利出院。

案例四 反复咳嗽、咳痰的张奶奶

第 1 幕

72 岁的张奶奶是一名退休教师,从 20 年前开始总是反复咳嗽、咳痰,为白色痰,痰中无血丝,活动时呼吸费力。曾多次住院治疗,以抗感染、化痰平喘等治疗后缓解。10 余天前无明显诱因下出现胸闷气促,轻微活动即可触发,伴双下肢水肿,伴咳嗽、咳痰,痰为白色黏稠样,伴恶心呕吐,伴腹痛腹胀,遂至医院就诊。

第 2 幕

李医生给张奶奶做了体格检查:T 36.8℃,P 87 次/min,BP 128/75mmHg,R 18 次/min,口唇和指端轻度发绀,气管居中,甲状腺无肿大,颈部浅表淋巴结未触及,舌苔厚腻。心界扩大,心音响,P_2 亢进,心律齐,心率 87 次/min,三尖瓣区可闻及收缩期杂音,腹肌较紧张,中下腹轻度压痛,无反跳痛,肝脾触诊不满意,肝颈静脉反流征阳性。双下肢轻度压陷性水肿。神经系统无异常。专科查体:无杵状指(趾),口唇和指端轻度发绀,球结膜无明显充血水肿,颈静脉轻度怒张。桶状胸,胸壁浅表静脉无曲张,胸壁无压痛,肋间隙稍增宽。腹式呼吸,两肺呼吸运动减弱,活动度对称。语颤减弱,无胸膜摩擦感和皮下捻发感。叩诊两肺呈过清音,胸壁无叩痛,听诊两肺呼吸音清低,未闻及干湿性啰音、胸膜摩擦音及语言传导异常。

辅助检查结果:血气分析:酸碱度 7.393,氧分压 56.8mmHg,碳酸氢根 41.7mmol/L,氧饱和度 90.1%,剩余碱 13.2mmol/L,二氧化碳分压 81.0mmHg;BNP 1145pg/ml;血常规:WBC 10.8×10^9/L,N 82%,红细胞 4.02×10^{12}/L,血红蛋白 117g/L,血小板 158×10^9/L;胸片提示肺纹理增粗,肋间隙增宽(图 1);CT 提示桶状胸,肺大泡(图 2);心脏彩超:①右房右室扩大;②三尖瓣重度反流伴重度肺动脉高压。

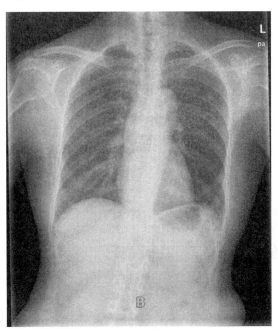

图 1 胸片结果

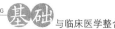

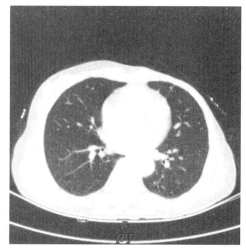

图 2　CT检查

第3幕

李医生建议张奶奶住院治疗。治疗上予以氧疗,呼吸机辅助通气,舒普深针静滴抗感染,沐舒坦祛痰,茶碱缓释片解痉,速尿片及螺内酯片利尿等对症支持治疗,监测血气分析(图3、图4),根据病情变化及时调整治疗方案。

经过治疗,张奶奶咳嗽咳痰、胸闷气促明显改善,双下肢水肿减轻,病情好转后出院。

检验项目	结果		参考范围	单位	检验项目	结果		参考范围	单位
血液酸碱度	7.388		7.350~7.450		标准碳酸氢根	33.1	↑	21.3~24.8	mmol/L
病人体温PH	7.395		7.350~7.450		标准PH值	7.54			
二氧化碳分压	66.0	↑	35.0~45.0	mmHg	氧含量	19.70			Vol%
病人体温PCO2	64.5	↑	35.0~45.0	mmHg	氧饱和度	93.6		91.9~99.0	%
氧分压	67.8	↓	80.0~100.0	mmHg	肺动脉氧分压	139.70			mmHg
病人体温PO2	65.5	↓	80.0~100.0		肺动脉氧分压(pt)	141.70			mmHg
*剩余碱	10.8	↑	-3.0~3.0	mmol/L	肺动脉氧分压差	71.9	↑	5.0~30.0	mmHg
细胞外液碱储量	13.90			mmol/L	肺动脉氧分压差(pt)	76.2	↑	5.0~30.0	mmHg
缓冲碱	58.8	↑	45.0~52.0	mmol/L	FIO2	0.30			
碳酸氢根	38.9	↑	21.4~27.3	mmol/L	氢离子浓度	40.20			nmol/L
二氧化碳总量	33.9	↑	22.0~28.0	mmol/L					

※备注※　体温：36.5　吸氧：0.3

图 3　血气分析结果

检验项目	结果		参考范围	单位	检验项目	结果		参考范围	单位
血液酸碱度	7.391		7.350~7.450		标准碳酸氢根	31.9	↑	21.3~24.8	mmol/L
病人体温PH	7.391		7.350~7.450		标准PH值	7.53			
二氧化碳分压	62.3	↑	35.0~45.0	mmHg	氧含量	20.90			Vol%
病人体温PCO2	62.3	↑	35.0~45.0	mmHg	氧饱和度	98.6		91.9~99.0	%
氧分压	118.1	↑	80.0~100.0	mmHg	肺动脉氧分压	145.30			mmHg
病人体温PO2	118.1	↑	80.0~100.0		肺动脉氧分压(pt)	145.30			mmHg
*剩余碱	9.4	↑	-3.0~3.0	mmol/L	肺动脉氧分压差	27.2		5.0~30.0	mmHg
细胞外液碱储量	12.00			mmol/L	肺动脉氧分压差 (pt)	27.2		5.0~30.0	mmHg
缓冲碱	57.4	↑	45.0~52.0	mmol/L	FIO2	0.30			
碳酸氢根	37.0	↑	21.4~27.3	mmol/L	氢离子浓度	40.60			nmol/L
二氧化碳总量	32.2	↑	22.0~28.0	mmol/L					

※备注※ 体温：37 吸氧：30% ,3.11晨

图4 血气分析结果

案例五 爱的誓言

第1幕

漂亮的芊芊是某医院的年轻医生,爱人赵勇是电视台记者,他们育有一对可爱的双胞胎女儿,3岁了,一家人生活幸福而美满。春节期间,意外突然发生,一种未明原因的呼吸道疾病在他们工作的城市蔓延开来,传染性极强,引起人们的紧张和恐惧。一场抗疫阻击战开始了,作为呼吸科的医疗骨干,芊芊第一批报名参加一线救治工作。为防止病毒扩散,芊芊下班后也住在医院里,芊芊与赵勇只能通过电话和视频联系。这段时间赵勇每天要进行疫情的新闻报道,因此,也战斗在抗疫的一线。

一天,芊芊在电话中听见赵勇咳嗽了几下,由于工作的敏感性,芊芊意识到可能会发生什么,就让赵勇马上来医院做检查。

第2幕

呼吸科张医生为赵勇进行了诊疗,得知赵勇最近两天感觉特别疲劳、乏力,肌肉酸痛,有时身体发冷,并出现干咳,无痰,伴有鼻塞、流涕、咽痛和腹泻等症状。赵勇以为只是普通感冒,自行服用泰诺。

查体:T 37.5℃,HR 82 次/min,R 22 次/min,BP 130/82mmHg。双肺呼吸音清,未闻及干湿啰音。心律齐。腹平软,无压痛,肝脾肋下未及。

化验检查结果:血常规 WBC $3.5×10^9$/L,中性粒细胞 72%,淋巴细胞 20%,血红蛋白 136g/L,血小板 $170×10^9$/L。

CT 检查:肺部可见单发的斑片状磨玻璃影,伴有小叶间隔增厚(图1)。

张医生建议赵勇立即住进隔离病房。

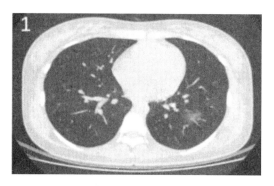

图 1　单发磨玻璃影

第 3 幕

突然,赵勇连续几天出现高热不退,体温高达 39.6℃,病情急剧恶化。出现呼吸急促,胸闷,感觉自己胸口犹如千斤重担压着,快要憋死了,全身一点力气也没有。赵勇被转入 ICU 病房,情况并不乐观,肺功能很差,呼吸越来越差,气喘严重,甚至无法入睡和进食。但通过视频,看到可爱的双胞胎女儿,又感到无比的温暖。芊芊下班后在病房为他忙前忙后,一会儿为他吸痰,一会儿为他拍背,赵勇很是感动。

李主任查房:T 39.4℃,R 33 次/min,HR 62 次/min,BP 75/45mmHg,口唇、颜面发绀,四肢湿冷,两肺叩诊浊音,语颤增强,双肺底可闻及水疱音,腹平软,无压痛。

检查结果:血常规:白细胞 $6.0×10^9$/L,中性粒细胞 73%,淋巴细胞 18%,血小板 $89×10^9$/L;肾功能:BUN 44 mmol/L, Cr 369 μmol/L;肝功能:ALT 69 U/L,AST 82U/L;尿常规:蛋白(+),隐血(+),尿量 450ml/24h;超声心动图提示左室射血分数 45%;肺炎支原体抗体、衣原体抗体均阴性,结核菌素试验阴性,咽拭子 2019-nCoV 核酸检测结果阳性。

血气分析:PaO_2 55mmHg,$PaCO_2$ 30mmHg,pH 7.28,HCO_3^- 20mmol/L,SaO_2 83%。

复查 CT:两肺见多发斑片状磨玻璃密度影,胸膜下分布为著,部分可见实变,周围见少许条索影,病灶内可见空气支气管征,支气管可见轻度扩张(图 2)。

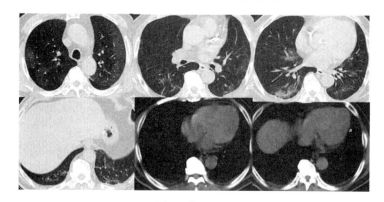

图 2　复查 CT

第4幕

根据李主任意见,张医生为赵勇制订了治疗方案,为赵勇戴上面罩接无创正压机械通气,给予吸入高浓度氧,白蛋白和血浆营养支持、洛比那韦/力托那韦片、莫西沙星针、α-干扰素针、阿比多尔颗粒及连花清瘟胶囊治疗。

在芊芊的悉心照顾和鼓励下,最艰难的几天终于度过去了。赵勇的呼吸逐渐顺畅,各项指标逐渐好转。撤掉了无创呼吸机,改为鼻导管吸氧。

复查肝肾功能:ALT 40U/L,AST 45U/L,BUN 20mmol/L,Cr 75μmol/L;尿常规:蛋白(一),隐血(一),尿量 1000ml/24h。

血气分析:PaO_2 129mmHg,$PaCO_2$ 34mmHg,pH 7.38,HCO_3^- 25mmol/L,SaO_2 99.1%。

经过这场劫难,赵勇感觉像死里逃生,发誓一定要加倍爱护芊芊,给芊芊一辈子的幸福。

第三章 消化系统

案例一 多么痛的领悟

第1幕

包先生自述:我今年28岁,在家务农。3天前我在家中不知道为什么出现持续性左侧腹痛,不是很剧烈,还能忍受,当时觉得可能是岔气了或者吃坏肚子了,后来整个肚子都痛起来,来到当地诊所,大夫给治疗后,肚子痛减轻了,但是没过多久整个肚子又痛了起来,我担心这样下去不行,就来医院就诊。

第2幕

急诊医生进行检查化验发现C-反应蛋白33.00mg/L,淀粉酶246U/L。查腹部CT:提示胰腺炎。急诊给予奥曲肽针、耐信针、补液支持等治疗后,患者疼痛稍有缓解。

第3幕

为进一步诊治,拟诊断"腹痛待查急性胰腺炎?"收住消化科。患者神志清,精神疲软,胃纳欠佳,夜眠欠安,大便无殊,小便清长,体重无明显变化。酗酒15余年。腹部查体:视诊:正常。触诊:柔软,左上腹压痛及反跳痛(图1),无肿块,肝脏未触及,胆囊未触及无压痛,莫菲氏征阴性,脾脏未触及,膀胱充盈。叩诊:正常。听诊:正常。CT:提示胰腺炎,盆腔少量积液,肝脏数个小钙化灶。实验室检查:血常规:红细胞4.71×10^{12}/L,血红蛋白159g/L,血小板197×10^9/L,中性粒细胞绝对值5.16×10^9/L,白细胞7.45×10^9/L,C-反应蛋白33.00mg/L,淀粉酶246U/L,凝血酶原活动度119%,活化部分凝血活酶时间32.2s,凝血酶

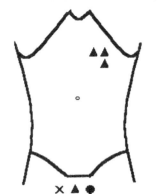

×压痛 ▲压痛+反跳痛 ●肿块

图1 左上腹压痛及反跳痛

原时间 12.1s,肌红蛋白定量 21.8ng/mL,高敏肌钙蛋白定量 0.001μg/L。

第 4 幕

初步诊断为腹痛待查,急性胰腺炎。诊疗计划:完善相关检查,明确诊断;禁食,生长抑素针、耐信针及补液营养对症治疗。经上述治疗,患者病情好转,经两周治疗后出院。出院医嘱:低脂饮食,避免暴饮暴食,注意休息,预防感染,戒烟戒酒;如有腹痛发热等不适,及时就诊。

案例二 酒精惹的祸

第 1 幕

倪先生,62岁,个体手工业者,从事白铁加工已有40余年。嗜酒近30年,每日饮白酒近1kg,饮酒习惯奇特,自早至晚随时饮一至数口,不需要下酒菜。平素很少吸烟。10年前发现有"肝硬化"后,在医生和家人劝导下,开始控制酒量,每日约半斤。两年前曾因"肝硬化""腹水"住院治疗,好转后出院。本次因家有喜事,中午与家人聚餐时进食较多鱼肉等高蛋白,约5小时前开始出现意识模糊,不能准确回答问题,并出现行为异常,在家里随地小便,遂送来本院急诊,收住入院。

第 2 幕

查体:T 37℃,P 105 次/min,R 18 次/min,BP 132/86mmHg。发育正常,营养欠佳,自动体位,精神萎靡,意识欠清,检查欠合作,不能准确回答问题。全身皮肤无黄染及出血点;左颈部及胸部各可见蜘蛛痣一枚;浅表淋巴结未及肿大;眼睑无水肿,巩膜轻度黄染,无鼻翼扇动,口唇无发绀,口中无特殊气味;颈软,甲状腺无肿大;双肺呼吸音清晰,未闻及干湿啰音;心界无扩大,HR 105 次/min,律齐,心音尚有力,未闻及杂音;腹平软,腹壁静脉轻度曲张,肝肋下未触及,脾肋下一指,移动性浊音(±);双下肢无水肿,四肢活动正常,肌张力稍亢进,双手查及扑翼样震颤;双侧膝反射亢进,巴宾斯基征阳性。

辅助检查:血常规:Hb 100g/L,WBC 4.5×10⁹/L,N 0.62,L 0.38;尿常规:黄、清,蛋白(±),白细胞 0~1 个/HP,葡萄糖(-),酮体(-),尿胆原(++),尿胆红素(+);大便常规:正常;血生化:尿素氮(BUN)7.2mmol/L,肌酐(Cr)88μmol/L,血糖 5.4mmol/L,丙氨酸氨基转移酶(ALT)112U/L,天门冬氨酸氨基转移酶(AST)80U/L,碱性磷酸酶(AKP)96U/L,γ-谷氨酰转移酶(GGT)55U/L,总胆红素(TBIL)50μmol/L,结合胆红素(DBIL)14μmol/L,总蛋白 55g/L,白蛋白 28/L,总胆固醇(CHOL)2.8mmol/L;电解质正常;血氨 210μmol/L;脑电图:异常脑电图,可见 δ 波;头颅 CT 正常;腹部 B 超:肝硬化,少量腹水。

第 3 幕

入院后,经积极治疗和精心护理,包括调整饮食,减少肠内毒物的生成和吸收,促进氨的代谢清除,护肝,防止脑水肿,吸氧,促进意识恢复等,病情好转稳定。两周后出院,并加以关照饮食、排便等注意事项,避免发作。

案例三 一碗变质的肉汤

第1幕

1997年4月26日晚9时,省人民医院急诊科来了一位年轻的女性患者,名叫林敏,24岁。林敏告诉值班医生,她于下午4时左右出现轻微头痛,同时感觉全身发冷,伴有寒战。由于身边没有体温计,具体体温不详。于下午5时、晚7时呕吐两次,为胃内容物。此后曾大便两次,均呈黏液胶冻样。林敏还告诉医生,大约在10个小时前她曾喝过一碗可能变质的肉汤,此外未曾吃过其他特殊食物及药物。

医生发现林敏神情有些萎靡,面色略为发红,面部及眼睑部有轻度浮肿。体温39.5℃,BP 130/80mmHg,能准确回答医生问题。呼吸稍显急促,但两肺未闻及干湿啰音。心跳快而有力,心率达到112次/min。腹软,无压痛点。肝肋下未及。

血常规:RBC $3.8×10^{12}$/L,WBC $12.1×10^9$/L,N 76%,L 24%,PLT $130×10^9$/L;血型:B。

大便常规:黏液(+++),RBC:8~10个/高倍视野。

医生给林敏开了抗生素和对乙酰氨基酚口服,建议她回家休息,病情如有变化,随时就诊。

第2幕

4月27日上午9点,林敏觉得全身酸痛,且头痛、头昏更加严重,浑身燥热,脸发烫,食欲明显减退。家属商量后决定将其送入医科大学附属医院就诊。

入院时医生发现林敏神志清楚,面色潮红,呼吸较促,口唇及皮肤均显得较为干燥。T 38.9℃,P 114次/min,BP 125/75mmHg。

医生进一步检查显示,双肺呼吸音正常,无干湿啰音。林敏也否认有胸痛、咳痰、咯血及呼吸困难等症状的存在。林敏的心率仍较快,达到114次/min。心脏无明显杂音,心跳有力,叩诊显示心界在正常范围内。

医生又对其进行了血、尿、大便常规及胸部X线检查。

血常规:RBC $3.7×10^{12}$/L,WBC $13.6×10^9$/L,N 86%,L 14%,PLT $130×10^9$/L。大便常规:仍有红细胞存在。尿常规:尿蛋白(+++),未发现红、白细胞。

X线显示:双肺部及心界均正常。

林敏尿液里出现蛋白,令医生感到惊讶。于是,医生向林敏家属进行了仔细的询问,发现林敏在10岁时患过"肾病综合征"。于是医生建议林敏住院,并给予以下治疗:①糖皮质激素;②针对革兰阴性菌的抗生素;③输液及营养支持;④退热药。

第3幕

4月27日下午4时左右,林敏开始全身出汗。1个小时后,体温开始回落。但在晚8时左右,病情又出现了新的变化。林敏家属发现其神志变得淡漠,似乎不愿说话,口唇也有些青紫。家属将患者的这些情况报告了医生。

医生立即来到病床前进行检查,发现林敏脸色晦暗,血压明显降低,为 90/60mmHg,四肢湿冷,脉搏变得细速。

医生紧急使用升压药多巴胺等,给予输液,同时监测中心静脉压(CVP)。

两小时后,林敏出现神志模糊,不能准确回答医生所提出的问题。口唇出现明显发绀,心跳变弱,心音低钝。血压降至 70/50mmHg。

血气分析结果:pH 7.15,HCO_3^- 15.6mmol/L,$PaCO_2$ 32mmHg。

血氧指标:PaO_2 90mmHg,SaO_2 98%。

医生决定给予碳酸氢钠,纠正酸中毒。同时继续应用升压药。约半个小时后,林敏出现手足搐搦,医生立即给予 10% 葡萄糖酸钙 10ml 稀释后静脉注射。上述症状好转。

4月28日凌晨3时,林敏血压回升至 120/80mmHg。其神志亦逐渐变得清楚,面色也有所好转,手脚亦变得温热。早上6时,林敏再次感到全身发冷,伴有寒战,且皮肤表面可见"鸡皮疙瘩"现象,体温 39.2℃,显得烦躁不安,并偶尔出现一些幻觉。医生对林敏进行了物理降温,并继续应用退热药物。

第 4 幕

4月28日下午3时20分左右,林敏出现四肢松弛无力,神志时而清醒时而模糊,呼吸显得急促,面部浮肿加重,双下肢出现凹陷性水肿。24小时内排尿 200ml 左右。

查体:BP 110/70mmHg,R 24 次/min,T 38.3℃,HR 60 次/min。

心电图显示 T 波高尖,P 波和 QRS 波幅下降,同时出现完全性房室传导阻滞。

实验室检查:血液:BUN 36mmol/L,Scr 930μmol/L,K^+ 6.6mmol/L,pH 7.37,HCO_3^- 16mmol/L,$PaCO_2$ 28mmHg,PaO_2 90mmHg,总蛋白 42g/L,白蛋白 20g/L。尿液:尿蛋白(+++)。

医生对患者进行了紧急处理:10% 的葡萄糖酸钙 20ml 缓慢静脉注射;5% 的碳酸氢钠 100ml,5 分钟内静注完毕;胰岛素 10 单位、50% 的葡萄糖 100ml 静注。然后进行血液透析。

4月29日上午10时,林敏呼吸突然变得十分急促,频率在 40 次/min 左右。血气显示 PaO_2 54mmHg,$PaCO_2$ 26mmHg,pH 7.50。床旁 X 片可见双肺布满斑片状影。医生决定给予患者吸高浓度氧。

3 小时后,林敏出现呼吸极度困难,发绀加重。PaO_2 进一步降到 37mmHg,$PaCO_2$ 上升到 48mmHg,医生征求家属同意后,决定进行气管切开。

第 5 幕

4月29日晚7时30分,家属发现林敏唇色、指甲颜色转红。晚9时30分左右,发现静脉滴注变慢,极易凝固,输液不通畅。晚11时左右,胃管引流出咖啡色胃液,导尿管引流出血色尿液。

紧急抽血检查发现:血小板 $50×10^9$/L,纤维蛋白原 1.6g/L,PT 20s,3P 实验(+),D-二聚体(+)。

此时,林敏血压降低至 70/55mmHg。医生对林敏进行抗凝、输血浆、升压等治疗。

4月30日凌晨2时,林敏呼吸变得浅弱,血压仍无明显升高。胸片示左上肺不张,右肺散在炎症斑片状影。右鼻孔出血,胃液、大小便及腹透放出液皆呈现血色。血小板进一步下

降至 30×10^9/L,纤维蛋白原降至 1.4g/L。医生决定给林敏输入血小板。

4月30日上午10时,林敏突然咳出大量粉红色泡沫样痰,心率增快达140次/min,心尖区域可闻及舒张期奔马律。同时,两肺出现大量湿啰音,呼吸音减弱。腹部检查发现林敏肝脏下缘位于肋下4cm,质软。无颈静脉怒张,无腹水征象,但双下肢出现轻度浮肿。

医生决定采取如下治疗措施:控制液体输入,给予吸氧、糖皮质激素、抗生素、强心药、利尿剂、纠正酸中毒等。

晚上7点,林敏出现心跳停止,经抢救恢复。3小时后,林敏发生心肺功能衰竭,抢救无效后死亡。

案例四 海鲜惹的祸

第1幕

某个夏天的傍晚,一名中年男子抱着一个脸色苍白的小女孩,急匆匆走进某医院急诊室,焦急地跟大夫说:"医生,快救救我女儿吧,这两天上吐下泻的,连说话的力气都没有。"大夫仔细地询问了病情,获知小女孩与父母暑假到普陀山旅游,两天前在一农家乐吃了大量的海鲜后即出现呕吐,伴有腹痛、腹泻、发烧等症状,并逐渐加重。

第2幕

进一步询问了解到,小女孩11岁,叫程曦,自从食用海鲜后,第1天呕吐4~5次,第2天呕吐7~8次,一昼夜可达10余次,并伴有腹痛、腹泻,粪便呈水样,带少量黏液,无臭味,小便量逐渐减少。两天来除喝一点开水外,未进其他饮食,自觉四肢发软,没有力气。未曾服用过任何药物。

第3幕

医生查体:患者精神萎靡,T 38.7℃,BP 88/67mmHg,呼吸稍急促,两肺未闻及干湿啰音,心率102次/min。皮肤黏膜无黄染。腹软,没有发现压痛点。肝脾肋下未及。双眼明显凹陷,口唇干燥,皮肤湿冷,脉搏快而无力,尚能回答医生问题。

实验室检查:WBC 12×10^9/L,N 87%,L 12%,RBC 5.77×10^{12}/L,Hb 142g/L,PLT 125×10^9/L,pH 7.35,HCO_3^- 15.3mmol/L,$PaCO_2$ 35mmHg,Na^+ 125mmol/L,Cl^- 91mmol/L,K^+ 3mmol/L。大便:镜检见大量脓细胞,并有巨噬细胞,培养有痢疾杆菌生长。小便:色黄,酸性。

医生针对患者的临床表现和实验室检查,确诊其为细菌性痢疾,并给予相应治疗后康复出院。

案例五　失常的张经理

第 1 幕

张勇大学毕业后,从公司的普通员工做起,年仅 35 岁便成为著名广告公司的总经理。在很多人的眼里,张勇是一名成功者,但他心里很清楚自己为此所付出的代价。为了应酬,几乎每天都在深夜以后才能回家,即使身体不适也得坚持工作。近 1 个月来,他总是感到乏力、全身不适、腹胀、食欲减退,并伴有右上腹痛,有时有低热,而且脸色一天比一天黯淡。起初张勇以为自己仅仅是感冒,但长时间一直未见好转,家里人很为他担心,张勇到医院就诊。

第 2 幕

医生为张勇做了详细的检查,查体如下:体温 37.2℃,心率 80 次/min,血压 128/82mmHg,神志清楚,面色晦暗,巩膜黄染。心肺未见异常,肝肋下 1.0cm,有压痛及叩痛,脾肋下 1.0cm,腹部移动性浊音阴性。

辅助检查结果:血常规和尿常规正常,尿糖阴性。肝功能化验结果:天门冬酸氨基转移酶(AST)123U/L,丙氨酸氨基转移酶(ALT)158U/L,碱性磷酸酶(ALP)217U/L,γ-谷氨酰转移酶(GGT)243U/L,血清总胆红素(STB)22μmol/L,结合胆红素 8μmol/L,血清总蛋白(TP)75g/L,血清白蛋白(A)40g/L,血清球蛋白(G)35g/L,白蛋白/球蛋白比值(A/G)1.1。肝炎病毒标志物检测:乙肝表面抗原(HBsAg)阳性,乙肝病毒 e 抗体(抗 HBe)阳性,乙肝核心抗体(抗 HBc)阳性。

张勇被收入消化内科住院治疗,医生要求他卧床休息,严禁饮酒,保肝治疗,并给予干扰素、阿糖腺苷以及阿昔洛韦等药物进行治疗。1 个月后,复查 B 超显示肝脾肿大,血清转氨酶正常,血清 HBsAg 阳性。

第 3 幕

出院后,张勇也曾试图遵照医生的嘱咐,戒烟、戒酒、好好休息。但工作性质决定他还要继续吸烟、喝酒和熬夜,并常常感到右上腹隐隐作痛。就这样在日复一日的劳累中,张勇的身体状况越来越差,开始出现乏力、厌油、恶心、呕吐、腹胀、腹泻、鼻出血、齿龈出血等症状,且经常觉得喘不过气来,有时甚至无法平卧。但他还是一直坚持工作,继续熬夜、饮酒、吸烟。妻子发现,张勇日渐消瘦的同时,腹部却在逐渐增大。于是,他又一次来医院就诊。

第 4 幕

张勇再次被收入消化内科住院治疗。体检结果:体温 36.5℃,心率 85 次/min,呼吸 24 次/min,血压 120/80mmHg,神志清楚,面色灰暗黝黑,眼睑无浮肿,巩膜黄染。颈静脉无怒张,心肺正常,蛙形腹,以脐为中心腹壁静脉明显曲张,脐膨出,肝脏触不清,脾于肋下 6cm,Ⅱ度硬,移动性浊音阳性,全腹无压痛、反跳痛和肌紧张,肠鸣音稍减弱,可见肝掌和蜘蛛痣,双下肢凹陷性水肿。

血常规:血红蛋白(Hb)100g/L,血小板(PLT)96×10⁹/L,空腹血糖 3.2mmol/L,尿常

规无异常,血清钾 3.0mmol/L,血清钠 125mmol/L,血尿素氮(BUN)26.5mmol/L,肌酐(Cr)186μmol/L,HBsAg、HBeAg、抗 HBc-IgM 均阳性,血浆凝血酶原时间(PT)超过正常对照 3s。肝功能化验:AST 468U/L,ALT 458U/L,ALP 217U/L,GGT 243U/L,STB 40μmol/L,结合胆红素 23μmol/L,TP 73g/L,A 35g/L,G 38g/L,A/G 0.9。血气结果:PaO_2 70mmHg,$PaCO_2$ 28mmHg,pH 7.63,HCO_3^- 37.8mmol/L。B 超检查见肝脏体积明显缩小,表面不平,边缘钝,肝内回声增强,粗糙不均匀,腹水,脾肿大,脾静脉、门静脉增宽。X 线钡餐造影提示食道下端静脉曲张(图 1)。

经过治疗好转出院后,这次张勇严格遵照医嘱,注意合理饮食,适当休息,并且戒烟戒酒。可是,尽管如此,他的身体状况还是时好时坏,经常有右上腹不适、鼻出血、齿龈出血等症状。而且稍微吃一点油腻的肉食,就会腹泻。在张勇 45 周岁的生日酒会上,他破例喝了一点酒,还吃了一些油炸花生米。当天晚上回到家里,张勇感到一阵恶心,呕吐了半脸盆鲜血之后,突然神志不清,胡言乱语,甚至不知道自己身在何处。妻子发现时,他正在把裤子当作衣服往身上套。

第 5 幕

医生迅速为张勇进行检查。体检结果:T 38.5℃,HR 95 次/min,R 24 次/min,BP 110/70mmHg,神志恍惚,反应迟钝,面色晦暗,面颊有毛细血管扩张,巩膜黄染,前胸可见三枚蜘蛛痣,有肝掌,扑翼样震颤阳性,心肺无异常。腹膨隆,腹部移动性浊音阳性,腱反射亢进。

辅助检查:血常规 WBC 10.9×10^9/L,Hb 100g/L,K^+ 3.0mmol/L,Na^+ 155mmol/L。空腹静脉血氨 100μg/dl,血支链氨基酸与芳香族氨基酸比值(B)CAA/AAA 为 1.0,BUN 35mmol/L,Cr 290μmol/L,尿常规无异常。B 超检查见肝硬化、腹水和脾大。腹水常规为漏出液,脑 CT 未见异常。

医生叮嘱张勇在治疗期间要严格限制蛋白质的摄入,饮食应以淀粉为主,应避免粗糙质硬的食物,如果夜间失眠,或者感到疼痛很厉害,不要随便使用止痛、镇静药物。

住院期间医生所做的处理如下:口服乳果糖、新霉素,静注精氨酸及以支链氨基酸为主的氨基酸混合液。经过两个多月的治疗,张勇的病情有了好转。

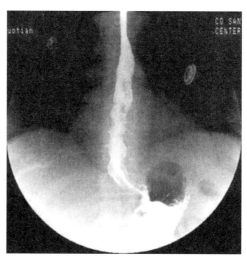

图 1　X 线钡餐造影

第四章　泌尿系统

案例一　跑了五个诊室仍无头绪

第 1 幕

叶女士,60 岁,因左腰背痛剧烈难忍伴有左腰部带状皮疹到诊所输液治疗,疼痛稍有好转,但出现乏力,食欲下降,茶饭不香,不思进食。近日又出现腰背痛,因此来我院皮肤科就诊。就诊记录如图 1。

2017-06-19	首次普通门诊：带状疱疹，带状疱疹伴并发症。	
主诉：	左侧腰背部皮疹伴疼痛 1 月，右侧腰背疼痛 1 天	加巴喷丁胶囊(派汀) 0.3g*10/合 *1合 Sig:0.30g po bid
病史：	1 月前出现 上述部位皮疹伴疼痛，曾治疗好转。右侧腰背疼痛 1 天	甲钴胺片（弥可保）0.5mg*20/合 *1合 Sig:1片 po tid 营养神经
体格检查：	局部可见群集性色素沉着，成带状排列，伴皮损侧淋巴结肿大，皮损不过中线。	呋喃硫胺片（新B1）25mg*100/瓶 *1瓶 Sig:50mg po tid 营养神经
辅助检查：	暂无。	阿米替林片 25mg*7/瓶 *1瓶
嘱托：	注意休息，避免劳累、熬夜、饮酒。如有不适及时就诊。内科就诊排除其他合并症可能。	

图 1　皮肤科就诊记录

患者在皮肤科就诊后,取药并立即服用药物,疼痛非但未见好转,腹部也觉得不舒服并开始疼痛。皮肤科医生建议她到内科再诊,但没说到哪个内科,因此就急急忙忙来到了急诊科。急诊科医生询问病史并进行查体(就诊记录如图 2),并急查尿常规(图 3)、血常规(图 4)、血生化(图 5)和腹部 CT(图 6)。

2017-06-19	急诊复查：带状疱疹，带状疱疹伴并发症(?)，肾功能不全，回盲部憩室。
主诉：	
病史：	病史同前，皮肤科已会诊，患者带状疱疹长在左侧，诉右下腹痛，建议腹部CT检查排除内科疾病引起腹痛。
体格检查：	右下腹压痛，无反跳痛。左侧腹部及腰部可见陈旧性带状疱疹
辅助检查：	
嘱托：	患者查CT提示回盲部小憩室形成，嘱外科就诊。查血肌酐298mmol/L，提示肾功能不全，患者既往未查血肌酐，追问病史小便量少，建议肾内科就诊

图 2　急诊科就诊记录

检验项目	结果	参考范围	单位	检验项目	结果		参考范围	单位
尿颜色	黄色			尿胆原	阴性		阴性	
尿浊度	清澈			尿胆红素	阴性		阴性	
尿比重	1.004	1.003~1.030		红细胞 (IQ200)	11		0~17	/ul
尿PH	6.0	5.5~6.5		白细胞 (IQ200)	26		0~28	/ul
尿白细胞	阴性	阴性		鳞状上皮细胞 (IQ200)	2		0~28	/ul
尿亚硝酸盐	阴性	阴性		粘液丝 (IQ200)	0		0~100	/ul
尿糖	阴性	阴性		管型 (IQ200)	0		0~3	/ul
尿蛋白	+-	阴性		结晶 (IQ200)	4	↑	0~3	/ul
尿隐血	+-	阴性		真菌 (IQ200)	0		0~1	/ul
尿酮体	阴性	阴性						

图 3　尿常规检查报告

门 诊 号 0070057212　　科室 急诊科　　　　　　临床诊断 带状疱疹,带状疱疹伴并发症(

检验项目	结果		参考范围	单位	检验项目	结果		参考范围	单位
白细胞	10.85	↑	3.50~9.50	X10^9/L	平均红细胞体积	90.3		82.0~100.0	fl
中性粒百分数	0.799	↑	0.400~0.750		平均血红蛋白量	30.8		27.0~34.0	pg
嗜酸性粒百分数	0.007		0.004~0.080		平均血红蛋白浓度	342		316~354	g/L
嗜碱性粒百分数	0.005		0.000~0.010		RBC体积分布宽度	13.9		0.0~15.0	%
单核百分数	0.080		0.030~0.100		RBC体积分布SD值	44.8		37.0~50.0	f1
淋巴百分数	0.109	↓	0.200~0.500		*血小板	250		125~350	X10^9/L
嗜酸性粒绝对值	0.08		0.02~0.50	X10^9/L	血小板压积	0.19		0.11~0.27	L/L
中性粒绝对值	8.67	↑	1.80~6.30	X10^9/L	平均血小板体积	7.8	↓	8.9~11.5	f1
单核绝对值	0.87	↑	0.10~0.60	X10^9/L	血小板分布SD值	7.6	↓	9.0~17.0	f1
淋巴绝对值	1.18		1.10~3.20	X10^9/L	大型血小板比率	8.80	↓	13.00~43.00	
嗜碱性粒绝对值	0.05		0.00~0.06	X10^9/L	*幼稚细胞百分数*	未检到		0.00~0.00	
红细胞	3.08	↓	3.80~5.10	X10^12/L	异淋百分数	未检到		0.000~0.000	
血红蛋白	95	↓	115~150	g/L	有核红细胞/100WBC	未检到			%
红细胞压积	0.278	↓	0.350~0.450	L/L	*标本镜检情况:	已镜检			

图 4　血常规检查报告

门 诊 号 0070057212　　科室 急诊科　　　　　　临床诊断 带状疱疹,带状疱疹伴并发症(

检验项目	结果	提示	参考范围	单位
C-反应蛋白（急诊）	31.90	↑	0.00~10.00	mg/L
葡萄糖（急诊）	7.6	↑	4.1~5.9	mmol/l
尿素氮（急诊）	10.4	↑	2.5~6.1	mmol/L
肌酐（急诊）	298	↑	46~92	μmol/L
血清钾（急诊）	4.23		3.50~5.30	mmol/L
血清钠（急诊）	139		137~147	mmol/L
血清氯（急诊）	109		99~110	mmol/L
血清钙（急诊）	2.11		2.10~2.55	mmol/L
肌酸激酶（急诊）	50		26~140	U/L
肌酸激酶同工酶（急诊）	13		0~16	U/L
淀粉酶（急诊）	112	↑	28~100	U/L

图 5　急诊血生化报告

结果所见：

　　急诊报告
　　回盲部见数个小囊性影突出；所见肝脏、脾脏、胰腺、肾脏、肾上腺区平扫未见明显异常密度影；胆道未见异常扩张。膀胱充盈可，壁不厚。扫描区后腹膜未见肿块或肿大淋巴结。腹腔内未见积液存在。

图 6　急诊腹部 CT 检查报告

第 2 幕

　　叶女士在急诊室做了检查，但未接受任何药物治疗。听完急诊医生的解释后，忍着腰背痛和腹痛在家属陪同下来到胃肠外科就诊。胃肠外科医生根据病史、血液检查及 CT 结果，认为阑尾炎、憩室炎诊断依据不足，需排除输尿管结石，给予查急诊泌尿系统 B 超，并给予氟比洛芬酯针（止痛药）和 654-II 针。胃肠外科医生看了急诊 B 超结果后建议患者到泌尿外科就诊。B 超结果如图 7。

　　急诊超声检查：
　　两肾大小正常，右肾上极集合系统内见一颗米粒大小的强回声光点； 左肾中极集合系统内见一颗米粒大小的强回声光点，有弱声影。两侧输尿管无扩张。膀胱充盈可，内未见明显异常回声。

图 7　泌尿系统 B 超检查报告

　　叶女士输液后疼痛好转，天色已晚，普通门诊早已下班，加上疼痛也有好转，因此没有再到泌尿科，就直接回家休息了。次日在家属陪同下再次来到泌尿外科就诊。泌尿外科医生认为，尽管患者有腰痛、肾区叩痛，但结合泌尿系统 B 超、全腹部 CT 和尿常规检查，不考虑输尿管结石。建议叶女士到肾内科就诊。由于疼痛较昨日稍有好转，叶女士未立即去肾内科门诊。

　　2017 年 6 月 21 日，叶女士在家属陪同下，听从泌尿外科医生的建议，来到肾内科门诊。肾内科医生详细地询问病史，并进行体格检查，结合病史考虑急性肾功能不全，立即给予复查血生化以了解肾功能及有无电解质紊乱。结果发现血肌酐比前天明显升高了，肌酐（酶法检测）为 349μmol/L，医生建议住院治疗。肾内科就诊记录如图 8。

2017-06-21	普通门诊复查：肾功能不全，急性肾功能不全(?)，带状疱疹(治疗中)。
主诉：	
病史：	发现带状疱疹27天，发现血肌酐升高2天。27天前出现腰背痛，伴皮疹，诊断为"带状疱疹"就诊于当地诊所，予输液治疗。半月前出现乏力、纳差，伴尿量减少，1天前来我院查血肌酐身高。
体格检查：	一般情况可，血压 mmHg两肺呼吸音清，未闻及干湿啰音，心律齐，未闻及杂音，腹软无压痛，肝脾肋下未及，肾区无叩痛，双下肢无浮肿。
辅助检查：	2017/6/19 血红蛋白 95g/L；2017/6/19 肌酐（急诊）298μmol/L； 血清钾（急诊）4.23mmol/L；2017/6/21 血红蛋白 101g/L；2017/6/21 尿比重 1.005； 尿蛋白 阴性； 红细胞(IQ200) 10/ul；2017/6/21 白蛋白 33.1g/L； 血清磷 1.36mmol/L； 血清钙 2.22mmol/L； 肌酐（酶法）349μmol/L； 尿素氮 9.6mmol/L； 血清钾 3.75mmol/L；2017-06-19CT:提示回言部少许小憩室 2017-06-19B超:两肾结石
嘱托：	

图 8　肾内科就诊记录

第 3 幕

叶女士被收住到肾内科病房进一步诊治。叶女士及其家属对病情仍然困惑不解。叶女士自觉平素身体健康,去年体检未发现肾有问题。以前从来没有发生如此疼痛,此次先是腰背剧痛,后来又有腹痛,又查出肾有严重问题,可能还要透析治疗。叶女士和家属很紧张又很担心。入院后肾内科医生再仔细询问病史,发现在诊所输液用药情况仍不清楚,认为刚开始左侧腰背痛伴皮疹是由左腰部带状疱疹引起,但右侧腰背痛、腹痛和尿量减少都是在输液后出现,因此要求家属到诊所问清楚当时用了什么药,家属打电话问诊所医生时,医生没有明确告知用药情况。需进一步检查寻找肾衰病因。入院后给予补液支持治疗和改善肾脏微循环药物,并密切观察生命体征和尿量变化,监测肾功能、电解质等指标。

入院后主要检查如下:

2017/6/23 普放:肺、心、膈未见明确 X 线病征。

2017/6/23 血常规:白细胞 $7.26×10^9$/L,血红蛋白 98g/L。

2017/6/23 尿常规:白细胞(C)OBIO 11/μl,红细胞(C)OBIO 9/μl,尿 pH 值 7.0,尿比重 1.005,尿渗透压 213 mOsm/kg。

2017/6/23 血生化:白蛋白 31.8g/L,血清钙 2.09mmol/L,血清钾 3.58mmol/L,血清钠 147mmol/L。

2017/6/23 免疫球蛋白正常;ANA 系列均阴性;ANCA 均阴性。

2017/6/23 肿瘤标志物正常。

2017/6/29 胃镜:慢性非萎缩性胃炎,伴糜烂。

2017/6/29 肠镜:盲肠憩室。

24 小时尿液检查如图 9。

院号	1394399	病区	A261-肾内科	床号	047	临床诊断 肾功能不全	
检验项目	结果	参考范围	单位	检验项目	结果	参考范围	单位
体重	47		kg	肌酐(酶法)	111 ↑	35~80	μmol/L
身高	150		cm	eGFR(估算值)	44.1		
BMI(体重指数)	20.9			肌酐清除值	66 ↓	75~115	ml/min
体表面积	1.36		M2	肌酐清除率	74 ↓	75~105	%
标本量	2400		ml	*24h尿钾量	39.34	25.00~100.00	mmol/d
尿钾浓度	16.39		mmol/L	*24h尿钠量	184.80	130.00~260.00	mmol/d
尿钠浓度	77.00		mmol/L	*24h尿氯量	190	.~.	mmol/d
尿氯浓度	79.00		mmol/L	*24h尿钙量	2.04 ↓	2.5~7.5	mmol/d
尿钙浓度	0.85		mmol/L	*24h尿酸量	2.48	1.5~4.4	mmol/d
尿尿酸	1035.00		μmol/L	*24h尿蛋白量	0.13	0.00~0.15	g/24h
尿总蛋白浓度	5.30		mg/dl	*24小时尿肌酐量	8249		μmol/d
尿肌酐	3437.00	.	μmol/L	*尿总蛋白/肌酐比值	0.136		g/g

图 9 24 小时尿液检查报告

叶女士经过积极治疗,腰腹部疼痛消失,肾功能明显好转,尿量增多,血肌酐逐渐下降。叶女士未经过透析治疗,病情已改善,而且恢复较快,一家人很是高兴。医生告知病情已明显好转可以出院,但并没有完全恢复正常,仍需在家休养并到门诊随访。入院治疗后肌酐变化如图 10。

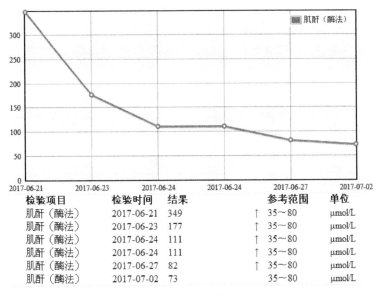

检验项目	检验时间	结果	参考范围	单位
肌酐（酶法）	2017-06-21	349	↑ 35~80	μmol/L
肌酐（酶法）	2017-06-23	177	↑ 35~80	μmol/L
肌酐（酶法）	2017-06-24	111	↑ 35~80	μmol/L
肌酐（酶法）	2017-06-24	111	↑ 35~80	μmol/L
肌酐（酶法）	2017-06-27	82	↑ 35~80	μmol/L
肌酐（酶法）	2017-07-02	73	35~80	μmol/L

图 10　肾内科住院治疗后肾功能肌酐变化

案例二　同病相怜、殊途同归

第 1 幕

儿童肾内科监护室收住了两位小朋友。

一位是小李，男，10 岁，5 天前在家中出现双眼睑轻微浮肿，逐渐波及双下肢，非凹陷性，不剧。同时有尿红，呈"浓茶色"，全程性，无血丝、血凝块，尿量较前减少。3 天前来附属医院门诊就诊，拟"急性肾炎？"予"速尿针"治疗后，浮肿较前稍消退，昨起尿红消失，收住入院。3 周前曾有"咽痛"病史，服用中药后好转。

另一位是小钱，女，7 岁，3 天前无明显诱因下在学校出现眼睑、颜面轻度浮肿，非凹陷性，晨重暮轻，但浮肿加剧逐渐波及双下肢。伴呕吐 3 次，非喷射性，为少许胃内容物，不含咖啡样物。1 天前，尿量开始减少，约为平时 1/5。至当地医院，查肾功能提示异常，未予处理，建议转上级医院。2 周前有发热病史，已治愈。

第 2 幕

两位小朋友收住附属医院后，医生根据病情很快做了体检：

小李（男，10 岁，因"浮肿、尿红 5 天"入院）：T 36.3℃（耳），P 99 次/min，R 18 次/min，BP 135/95mmHg，Wt 34kg，身高 140cm，神志清，精神可，面色红润，眼睑及双下肢轻度浮肿（非凹陷性），无咽充血，扁桃体无肿大。两肺呼吸音清、对称，未闻及干、湿性啰音。心音中、律齐，心前区未及病理性杂音，腹平软，肝脾肋下未及，移动性浊音（-），肾区无叩击痛，尿道口无充血，脊柱四肢无畸形、活动自如，神经系统（-）。

小钱（女，7 岁，因"浮肿 3 天，少尿 1 天"入院）：T 36.5℃，P 75 次/min，R 20 次/min，BP 125/90mmHg，Wt 21kg，身高 121cm。神志清，精神可，面色红润，眼睑、颜面轻度非凹陷性

浮肿,双下肢轻度浮肿。咽充血,双侧扁桃体Ⅰ°肿大,未见脓点。两肺呼吸音清,对称,未闻及干、湿性啰音,心音中、律齐,心前区未及病理性杂音,腹平软,无压痛、反跳痛,肝脾肋下未及,肾区无叩击痛,外阴无充血,脊柱四肢无畸形、活动自如,神经系统(一)。

第3幕

医生根据小患者的病情,入院当天分别进行了一些相关检查,结果如下:

小李(男,10岁,因"浮肿、尿红5天"入院),尿常规、血补体及ASO、血生化结果见表1~3。

表1　小李尿常规结果

项目名称	结果	参考值	单位
颜色	淡橘红色		
浊度	混浊		
白细胞计数	16.92	0~5	/高倍
白细胞数	94.08	0~28	/μl
红细胞计数	148.32	0~3	/高倍
红细胞数	824.66	0~17	/μl
透明管型	阴性		/低倍
颗粒管型	阴性	阴性	/低倍
细胞管型	阴性	阴性	/低倍
鳞状上皮细胞	阴性		/低倍
尿潜血	阳性(3+)	阴性	
尿胆红素	阴性	阴性	
尿胆原	阴性	阴性	
尿酮体	弱阳性(±)	阴性	
尿蛋白定性	阳性(2+)	阴性	
比重	1.027	1.003~1.03	

表2　小李血补体及ASO结果

项目名称	结果	参考值	单位
补体C3	20.70	90.00~180.00	mg/dl
补体C4	21.20	10.00~40.00	mg/dl
抗链球菌溶血素O	653.00	0.00~214.00	IU/ml

表 3　小李血生化结果

项目名称	结果	参考值	单位
急诊谷丙转氨酶	26	0～69	IU/L
急诊总蛋白	65.6	63～82	g/L
急诊白蛋白	34.7	35～55	g/L
急诊球蛋白	30.9	20～40	g/L
白蛋白/球蛋白	1.1	1.2～2.4	
急诊总胆红素	5.5	3.0～22.0	μmol/L
急诊葡萄糖	6.05	3.9～6.1	mmol/L
急诊尿素氮	9.88	3.2～7.1	mmol/L
急诊肌酐	53.0	58～110	μmol/L
尿素氮/肌酐	0.19	0.03～0.15	
急诊钙	2.05	2.2～2.8	mmol/L
急诊磷	1.68	1.29～1.9	mmol/L
急诊镁	1.12	0.7～1.0	mmol/L
急诊钾	3.86	3.5～5.5	mmol/L
急诊钠	138.5	135～145	mmol/L
急诊氯	108.1	96～110	mmol/L

小钱(女,7 岁,因"浮肿 3 天,少尿 1 天"入院),尿常规、血补体及 ASO、血生化结果见表 4～6。

表 4　小钱尿常规结果

项目名称	结果	参考值	单位
颜色	黄色		
浊度	微混		
白细胞计数	86.58	0～5	/高倍
白细胞数	481.38	0～28	/μl
红细胞计数	58.86	0～3	/高倍
红细胞数	327.26	0～17	/μl
透明管型	阴性		/低倍
颗粒管型	5.00	阴性	/低倍
细胞管型	阴性	阴性	/低倍
鳞状上皮细胞	3.00		/低倍
尿潜血	阳性(3＋)	阴性	

续表

项目名称	结果	参考值	单位
尿胆红素	阳性（1＋）	阴性	
尿胆原	阳性（1＋）	阴性	
尿酮体	弱阳性（±）	阴性	
尿蛋白定性	阳性（3＋）	阴性	
比重	1.018	1.003～1.03	

表5　小钱血补体及 ASO 结果

项目名称	结果	参考值	单位
补体 C3	21.00	90.00～180.00	mg/dl
补体 C4	15.80	10.00～40.00	mg/dl
抗链球菌溶血素 O	1490.00	0.00～214.00	IU/ml

表6　小钱血生化结果

项目名称	结果	参考值	单位
急诊谷丙转氨酶	32	0～69	IU/L
急诊总蛋白	62.3	63～82	g/L
急诊白蛋白	27.6	35～55	g/L
急诊球蛋白	34.7	20～40	g/L
白蛋白/球蛋白	0.8	1.2～2.4	
急诊总胆红素	9.7	3.0～22.0	μmol/L
急诊葡萄糖	3.74	3.9～6.1	mmol/L
急诊尿素氮	27.19	2.5～6.1	mmol/L
急诊肌酐	504.0	46～92	μmol/L
尿素氮/肌酐	0.05	0.03～0.15	
急诊钙	1.83	2.2～2.8	mmol/L
急诊磷	2.55	1.29～1.94	mmol/L
急诊镁	0.90	0.7～1.0	mmol/L
急诊钾	6.74	3.5～5.5	mmol/L
急诊钠	124.6	135～145	mmol/L
急诊氯	96.5	96～110	mmol/L

第 4 幕

住院第 3 天,经降压、利尿对症处理及常规青霉素清除残余感染灶,两位小朋友病情出现了截然相反的发展趋势。

小李浮肿消退,尿色清,尿量增多,无发热。昨 24 小时尿量 630ml。血压 110/70mmHg,查体未见明显异常。辅检:尿常规复查:白细胞(镜检)阴性/高倍,红细胞(镜检)阳性(1+)/高倍,尿潜血阳性(1+),尿蛋白定性弱阳性。

小钱尿量逐日减少,有恶心,偶有头疼,浮肿有加剧,昨 24h 尿量 10ml(有使用速尿针,最大每次使用 4mg/kg,尿量无增多),血肌酐和血钾水平逐渐升高(表 7、表 8)。心电监护下:P 110 次/min,R 25 次/min,BP 140/95mmHg,神志清,精神较软,面色红润,眼睑、颜面轻度非凹陷性浮肿,双下肢中度浮肿,心肺听诊无异常,腹平软,肾区无叩击痛,外阴无充血,脊柱四肢无畸形、活动自如,神经系统(一)。

表 7　小钱血生化结果

项目名称	结果	参考值	单位
急诊谷丙转氨酶	26	0～69	IU/L
急诊总蛋白	59.8	63～82	g/L
急诊白蛋白	28.8	35～55	g/L
急诊球蛋白	31.0	20～40	g/L
白蛋白/球蛋白	0.9	1.2～2.4	
急诊总胆红素	10.9	3.0～22.0	μmol/L
急诊尿素氮	28.94	2.5～6.1	mmol/L
急诊肌酐	567.0	46～92	μmol/L
尿素氮/肌酐	0.05	0.03～0.15	
急诊钙	1.81	2.2～2.8	mmol/L
急诊磷	2.61	1.29～1.94	mmol/L
急诊镁	0.93	0.7～1.0	mmol/L
急诊钾	6.19	3.5～5.5	mmol/L
急诊钠	128.8	135～145	mmol/L
急诊氯	96.2	96～110	mmol/L

表 8　小钱血气分析结果

项目名称	结果	参考值	单位
酸碱度	7.354	7.35～7.45	
二氧化碳分压	27.6	32～48	mmHg
氧分压	150.8	83～108	mmHg

续表

项目名称	结果	参考值	单位
标准碳酸氢根	17.1	22.0～26.0	mmol/L
细胞外液缓冲碱	−10.5		mmol/L
碱差	−9.2	−3.0～3.0	mmol/L
二氧化碳总量	13.9	23.0～27.0	mmol/L
氧饱和度	100.000	94～98	%
乳酸	1.4	1～1.4	mmol/L
葡萄糖	4.10	3.5～5.3	mmol/L
渗透压	246		mOsm/kg
钠	122.5	136～145	mmol/L
钾	6.63	3.5～5.1	mmol/L
氯	100	98～107	mmol/L
钙	1.125	1.15～1.33	mmol/L
阴离子间隙	13.9		

第5幕

住院第8天,病情如下:

小李康复出院。

小钱住院第3天转入儿童重症监护室。每天连续肾脏替代疗法(CRRT)治疗,昨起尿量增多,入量317ml,出量660ml,尿量610ml,浮肿基本消退,无发热,无惊厥,无头痛,无呕吐。心电监护下:P 79次/min,R 23次/min,SPO_2 100%,BP 105/65mmHg。血钾、血气分析及肾功能均恢复正常。转回儿童肾脏科普通病房。住院第14天,小钱出院。

案例三 死里逃生以后

第1幕

患者献某,男性,32岁,四川人,在我国西部某金矿打工。1998年10月25日,因出口方向坑道塌方,坍塌的矿石压住献某下身。经过10多个小时的紧急抢救后,献某终于死里逃生,并立刻送到当地县人民医院救治。

第2幕

体检:神志清楚,表情淡漠,血压95/55mmHg,脉搏116次/min,呼吸25次/min,无尿,双腿凉,皮肤发亮,张力增加,双下肢肿胀明显,移动双下肢时,患者感觉疼痛。急诊拍片显示双下肢骨折。血液化验结果:Hb 125g/L,RBC $3.7×10^{12}$/L,WBC $10.6×10^9$/L,N 78%,

L 22%,PLT 210×10^9/L。pH 7.30,HCO$_3^-$ 16mmol/L,PaO$_2$ 90mmHg,PaCO$_2$ 31mmHg。Na$^+$ 135mmol/L,Cl$^-$ 105mmol/L,K$^+$ 6.5mmol/L。诊断为双下肢股骨骨折,右下肢胫骨骨折,挤压伤综合征。立即静脉输液扩容,静脉输入 5%碳酸氢钠以碱化尿液,利尿治疗,同时转送省人民医院。

第 3 幕

献某受伤后 18 个小时被送入省人民医院。查体:神情淡漠,反应迟钝,BP 95/50mmHg,R 24 次/min,HR 110 次/min,导尿见尿液呈咖啡色,量少,化验尿肌红蛋白阳性。血尿素氮(BUN)28.1mmol/L,血肌酐(Scr)632.6μmol/L。血气及电解质化验结果:pH 7.28,HCO$_3^-$ 12mmol/L,PaO$_2$ 85mmHg,PaCO$_2$ 30mmHg,Na$^+$ 125mmol/L,Cl$^-$ 95mmol/L,K$^+$ 8.5mmol/L。心电图显示:P 波消失,P-R 间期延长,QRS 综合波变宽,室性心律失常,T 波狭窄高耸。立即进行血液透析治疗,同时进行骨折内固定,肌肉减压处理。经过两次血液透析,献某安全渡过了急性肾功能衰竭的少尿期,第 4 天患者尿量达 600ml/24h。

经 1 个月治疗后,献某的化验指标基本恢复正常,给予出院休息。

案例四　突然发生的尿毒症

第 1 幕

杨先生,32 岁,个体货运司机,兼装卸货物。工作认真,生意一直很好,常年接着几家厂店的货运生意。前段时间,因客户需要,持续了近 1 个月的繁重工作后,患感冒,感觉疲劳,休息了 1 周,但未见恢复,反而觉得乏力加重,伴食欲缺乏、恶心、头晕、尿量减少,于是来医院就诊。

经体检和实验室检查发现,患者颜面及双下肢水肿,并有高血压、贫血、蛋白尿,详细询问病史发现:患者近 6 年来,劳累及感冒后,时有眼睑及双下肢水肿,一直以为是工作劳累、熬夜所致,近两年来还伴有乏力、头晕、夜尿增多,曾于卫生院测血压,发现血压增高,但未加重视,也从未就医。

第 2 幕

查体:T 36.8℃,P 108 次/min,R 22 次/min,BP 174/110mmHg。发育正常,慢性病容,表情淡漠,神志清楚,查体合作;皮肤黏膜苍白、无黄染,未见瘀点、瘀斑;面部无红斑,眼睑及球结膜水肿,口唇无发绀,咽部无充血,扁桃体无肿大;颈软,气管居中;呼吸深大,双肺叩诊清音,双肺呼吸音稍粗,未闻及啰音,无胸膜摩擦音;心尖搏动位于左第五肋间锁骨中线外侧 0.5cm 处,心浊音界向左扩大,HR 108 次/min,律齐,第一心音稍弱,未闻及杂音;腹平软,肝脾肋下未触及,未触及异常肿块,腹部移动性浊音(一),双肾区无叩痛,未闻及血管杂音;双侧是背动脉可触及,周围血管征(一),双下肢凹陷性水肿,指趾末端见出血点;生理反射存在,病理反射(一)。

辅助检查:血常规:WBC 6.8×10^9/L,N 0.66,L 0.34,Hb 65g/L,血沉 29mm/h;尿常规:蛋白(+++),密度 1.010,沉渣见蜡样管型 0~1 个/HP,RBC 10~20 个/HP,WBC

（一）;24 小时尿蛋白定量 1.7g/d;血生化:血尿素氮 22mmol/L,血肌酐 1216μmol/L,尿酸 674mmol/L,肌酐清除率 6.7ml/min,尿素清除指数 1.4,血白蛋白 30g/L,球蛋白 26g/L,血总胆固醇 6.90mmol/L,甘油三酯 3.0mmol/L;肝功能、血糖均正常;动脉血气分析:pH 7.28,HCO$_3^-$ 15.0mmol/L,PCO$_2$ 40mmHg,PO$_2$ 66mmHg,血钾 4.8mmol/L,血钠 125mmol/L,血钙 1.96mmol/L,血磷 2.16mmol/L;血补体全套指标正常;肝炎病毒全套（一）;心电图:窦性心动过速;胸部 X 线:左心室轻度扩大;超声心动图:左心室肥大;B 超:双肾纵径 7.4cm,肾皮质变薄,皮髓质结构分界不清,肝、胆、脾、胰未见异常。

第 3 幕

入院明确诊断后,患者情绪十分低落,消极配合治疗,经医生护士反复开导,介绍治疗的积极前景,请心理医生会诊,进行心理疏导,患者情绪逐渐稳定。经过治疗后病情好转,同时根据患者情况及要求,预约登记肾移植手术。住院 1 个月后出院,医嘱指导饮食、定期门诊检查、治疗等。

第五章　神经系统

案例一　"气盛"老伯的故事

第 1 幕

陈老伯是一位 65 岁的退休工人,个性强,喜欢与人争论。3 天前感冒后出现鼻塞流涕,咳嗽咳痰,伴低热头痛。今晨 7 时许陈老伯晨练时与人争吵,出现头痛明显加剧,伴有呕吐,四肢活动正常。遂被送至医院急诊。陈老伯既往有高血压病史 10 余年,服药不规律,血压控制不佳。有糖尿病病史 7 年,未曾服药。否认心脏病病史。喜欢抽烟(每天至少 1 包,从 20 余岁开始),无其他嗜好。急诊内科医生进行简单病史询问和体格检查。查体:体重 78kg,身高 166cm,神志清,急性病容,血压 190/105mmHg,体温 38.6℃,呼吸 28 次/min,心率 100 次/min,颈项强直,两肺呼吸音粗,右侧肺底可闻及少许湿性啰音。心率齐,未闻及病理性杂音。腹部检查无明显异常。

第 2 幕

内科医生认为患者可能为神经科疾病,遂转至神经内科急诊。神经内科医生进行专科检查和抽血化验。查体:体温 38.8℃,呼吸 30 次/min,心率 105 次/min,血压 190/110mmHg,神志清,急性病容,两侧瞳孔等大等圆,直径约 3.5mm,对光反射灵敏,颈项强直,左侧肢体轻瘫阳性,两侧病理征阳性。两肺呼吸音粗,右侧肺底可闻及少许湿性啰音。腹部检查无明显异常。给予常规输液治疗,但半小时后陈老伯诉头痛加剧,左侧肢体抬起困难,并出现神志不清,呼之不应。

化验结果:血常规:WBC 13,220/mm^3,Hb 150g/dl,PLT 217,000/mm^3;出凝血检查:正常;血气分析:正常;生化检查:BUN 98mg/dl,Scr 115μmol/L,Na$^+$ 138mmol/L,K$^+$ 3.2mmol/L,ALT 82IU /L,AST 86 IU/L,随机血糖 12.3mmol/L;头颅 CT 示右侧丘脑出血破入脑室(图 1);呕吐物隐血试验阳性。

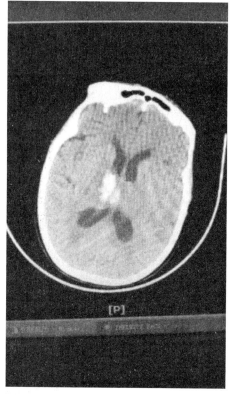

图 1　头颅 CT

第 3 幕

神经内科急诊医生再次查体发现：患者中度昏迷，右侧瞳孔扩大，约 4.5mm，对光反射消失。压眶右侧肢体有活动，左侧无活动。给予甘露醇针 250ml 快速静脉滴注，并再次行头颅 CT 检查，结果：颅内血肿明显增大，中线移位明显（图 2）。请神经外科医生急会诊，与家属充分商量病情及手术利弊，征得家属书面同意后行急诊开颅血肿清除术。术后，患者意识渐转清，但遗留左侧肢体活动不便，2 周后转康复医院行康复治疗。

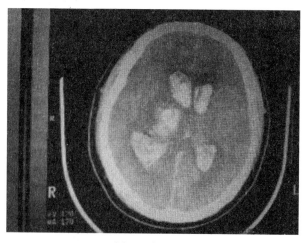

图 2　头颅 CT

案例二　"忘记回家路"的吴先生

第 1 幕

吴先生是一位 72 岁的退休教师,为人和气,待人热忱。近半年家人发现其经常出门后找不到回家的路,遂带他到神经科门诊就诊。护士测血压 180/100mmHg。医生询问病史,既往有高血压病史 20 余年,糖尿病病史 10 余年,服药不规律,血压、血糖控制不佳。8 年前有一次脑梗死病史,无遗留明显后遗症。否认心脏病病史。平时喜欢抽烟(1 包/天,从 20 余岁开始),无其他嗜好。

第 2 幕

医生详细询问病史,吴先生 7 年前丧偶独居,儿子平时忙于工作,较少交流。近 5 年逐渐出现记忆力减退,经常忘记刚刚说过的话和刚刚做过的事。同时性格方面也有所改变,变得小气,老怀疑别人偷他的钱,易烦躁,易生气,夜眠欠安。查体:身高 174cm,体重 52kg,体温 36.6℃,呼吸 20 次/min,心率 75 次/min,血压 185/105mmHg,神清,言语流利,对答基本切题,两侧瞳孔等大等圆,直径 3.5mm,对光反射灵敏,眼球活动自如。两侧鼻唇沟对称,伸舌居中,四肢肌力 5 级,感觉检查未见异常,左侧病理征阳性,右侧可疑。心肺及腹部检查无明显异常。医生怀疑其存在认知功能障碍,遂予安排进行下列检查:头颅 MRI、MMSE、HAMA、HAMD、脑电图及常规生化、甲状腺功能检查。

第 3 幕

患者辅助检查结果:血常规:WBC 8220/mm³,Hb 95g/L,PLT 221,000/mm³;出凝血检查:正常;甲状腺功能检查:低 T3 综合征;生化检查:BUN 102mg/dl,Scr 118μmol/L,Na⁺ 141mmol/L,K⁺ 3.4mmol/L,ALT 86IU/L,AST 89 IU/L,空腹血糖 11.8mmol/L;头颅 MRI:脑萎缩(图 1);脑电图:弥漫性慢波改变;MMSE:15 分,HAMA:14 分,HAMD:12 分。

医生告诉家属该病无治愈希望,家属遂放弃治疗回家。医生偶有电话随访。1 年后患者走失,从此音信全无。

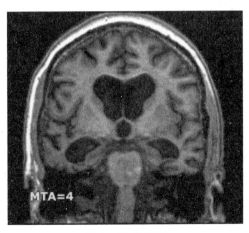

图 1　头颅 MRI

案例三　反复出现的右侧肢体不适

第1幕

陈女士是一位45岁的白领,担任某保险公司的经理,工作忙碌。近1年工作压力大,失眠明显,烦躁易怒,记忆力下降。近2年出现月经不规律,经量减少。原有颈椎病史,常觉后枕部不适。近3天,陈女士反复出现一过性右侧肢体麻木无力。在家中自测血压165/95mmHg,遂来医院就诊。

第2幕

门诊医生接诊后,详细询问病史,陈女士近3天共出现4次一过性右侧肢体麻木无力,一次持续约数分钟,能完全缓解。自诉既往体健,未定期体检。无烟酒嗜好,其夫嗜烟(60支/天)。患者1月前曾行颈椎MR检查,提示颈椎生理曲度变直,无明显椎间盘突出。查体:T 37.2℃,R 18次/min,P 85次/min,BP 155/100mmHg,律齐,未闻及病理性杂音,心界偏大(向左下增大)。两肺呼吸音清,未闻及干湿啰音。腹软无殊。神经系统体检未见明显阳性体征。

血化验结果:血常规:WBC 7,310/mm^3,Hb 132g/dl,PLT 226,000/mm^3;出凝血检查:正常;各项免疫指标:正常;生化检查:BUN 103mg/dl,Scr 114μmol/L,Na$^+$ 144mmol/L,K$^+$ 3.1mmol/L,ALT 76IU/L,AST 78 IU/L,FBG 9.3mmol/L,TC 6.24mmol/L,TG 3.42mmol/L,HDL-C 0.80mmol/L,LDL-C 4.50mmol/L。

医生建议其立即住院治疗。

第3幕

患者住院后,立即给予大剂量他汀(阿托伐他汀40mg/d)、双联抗血小板(拜阿司匹林0.1g/d+氯吡格雷75mg/d)、控制血糖、改善脑循环及对症支持治疗,并完善相关检查。检查结果如下:头颅MRI未见异常;TCD:左侧大脑中动脉流速增快,有湍流,提示左侧大脑中动脉狭窄;颈椎动脉B超:两侧颈动脉内膜增厚;头颅CTA:左侧大脑中动脉M1段重度狭窄;动态心电图:窦性心律,偶见房性早搏;心超:左房左室增大;脑电图:正常;神经心理量表HAMA:22分,HAMD:14分。

患者经上述治疗后,肢体麻木无力没有发作,半月后血压、血糖控制基本正常。遂予出院,嘱规律服药,控制饮食,定期随访。

第4幕

患者出院后2个月,在规律服药情况下,再次出现2次右侧肢体麻木无力,性质与原来相同,遂急诊入院。经必要的术前准备,3天后行颅脑血管造影,并在左侧大脑中动脉M1段植入一枚支架(图1)。术后继续规律药物治疗。5天后患者出院。随访1年,右侧肢体麻木无力未再次发作。

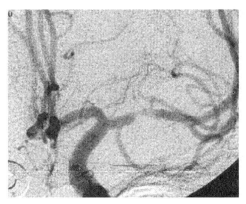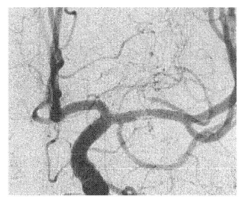

图 1　左侧大脑中动脉 M1 段狭窄支架植入后 DSA 造影

案例四　爱美的李小姐

第 1 幕

李小姐是一位 25 岁的年轻职员,特别怕痛,对任何刺激极度敏感,被同事认为有点神经质。长期以来,李小姐一直嫌弃自己的鼻子不够高,但因为怕疼,又担心去医院被别人看到,所以一直不敢整形。1 周前,她听闻熟悉的美容院增开了隆鼻项目,遂去做隆鼻手术。局部麻醉后,美容师注入玻尿酸,但李女士大叫眼睛剧痛,自觉视物不清,遂被送至我院急诊。

第 2 幕

急诊医生接诊,此时距离隆鼻手术 1 小时左右。查体:T 37.2℃,R 20 次/min,P 95 次/min,BP 140/87mmHg,律齐,心肺无殊,腹软无压痛。神经系统查体:神志清,左侧瞳孔直径 4cm,对光反射消失,右侧瞳孔直径约 2.5mm,对光反射存在。左眼视力下降,仅有光感。右侧鼻唇沟浅,伸舌右偏。鼻背部可见瘀青,右侧肢体肌力 2 级,左侧 5 级,右侧偏身痛觉减退,右侧病理征阳性。

急诊血生化结果:血常规:WBC 6,720/mm^3,Hb 126g/dl,PLT 234,000/mm^3;出凝血检查:正常;生化检查:BUN 28mg/dl,Scr 45μmol/L,Na$^+$ 139mmol/L,K$^+$ 4.2mmol/L,ALT 30IU/L AST 26 IU/L,血糖 8.3mmol/L;头颅 CT 未见异常。

医生考虑急性脑梗死,遂予阿替普酶静脉溶栓治疗。

第 3 幕

溶栓后转入病房,但患者症状进一步恶化,第 2 天患者出现睡眠增多,右侧肢体不能活动,不能言语。查体:嗜睡,混合性失语,右侧肢体肌力 0 级。急查头颅 MR(图 1),予甘露醇针脱水降颅压治疗,医生告知家属可能需外科手术治疗。

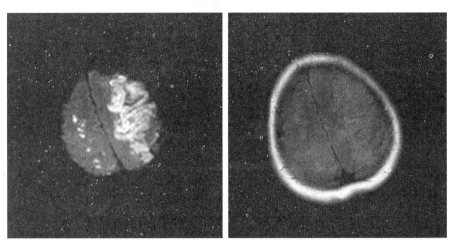

图1　脑内多发新鲜梗死灶伴部分出血转化

　　5天后,患者意识渐转清,但左眼失明,右侧肢体能抬起,2周后予转康复科行康复治疗。3个月后随访,患者上肢握力稍差,能自行行走。

第六章　免疫系统

案例一　公交司机的腰痛:职业病?

第1幕

吴先生,安徽人,43岁,公交车司机,曾获"最美公交车司机"称号。于6年前感觉腰部隐痛,以夜间和久坐后明显,活动后可缓解。近年症状逐渐加重,自服止痛药后症状消失,停用即复发,严重时可影响睡眠,以致翻身困难。2月前出现双膝关节肿痛,当地拟"痛风"予抽液治疗后好转。1月前出现左踝关节肿痛,活动受限。病程中无发热,无手足关节肿痛,无血尿、尿频、尿急,无腹泻等症状。1周前突然出现左侧眼睛充血、视物模糊,即至眼科就诊,诊断"葡萄膜炎",门诊化验查血沉30mm/h,CT提示骶髂关节炎症,予对症处理并建议至风湿科就诊,遂转至风湿科收住入院。其父严重驼背,其堂兄曾因关节痛被诊断"强直性脊柱炎"。

第2幕

查体:生命体征正常,无皮疹,左眼发红充血,肺部和心脏听诊无杂音,腹部无殊,腰椎无压痛。左踝关节肿胀发红,胸廓扩张度3cm,指地距阳性,Schober试验和4字实验阳性。

实验室检查:BRT:Hb 140g/L,WBC 4.5×10^9/L,PLT 160×10^9/L;URT:尿蛋白(－),尿红细胞(＋),尿白细胞(－);血生化:总蛋白63.1g/L,白蛋白40.3g/L,肌酐78μmol/L,胆固醇6.78mmol/L,甘油三酯2.3mmol/L,LDL-胆固醇3.5mmol/L;免疫学:IgG 14.0g/L,IgA 5.1g/L,IgM 0.981g/L,补体C3 1.28g/L,补体C4 0.18g/L,类风湿因子26.0 IU/ml;ANA阴性,ENA阴性;HLA-B27阳性;血沉45mm/h;C反应蛋白35mg/L;总维生素D 35.20mmol/L。

特殊检查:普放:左踝关节诸骨及关节未见明显X线病征,胸椎、腰椎增生性改变(图1);超声检查:脂肪肝倾向,慢性胆囊炎,胆囊结石,左肾囊肿;心超:CFI示轻度三尖瓣反流;骶髂关节CT:两侧骶髂关节炎改变,请结合临床,骨盆诸骨骨质疏松(图2);骶髂关节MR:两侧骶髂关节局部骨质面毛糙,髂骨及骶骨关节面下局部硬化及脂肪变(图3)。

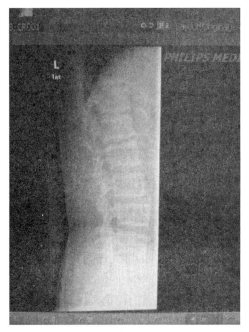

图 1 　脊柱 X 片

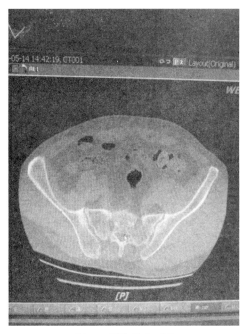

图 2 　骶髂关节 CT

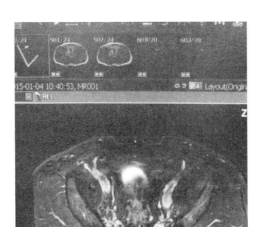

图 3　骶髂关节 MR

第 3 幕

入院完善检查后给予治疗:NSAIDs 类药物乐松止痛,甲泼尼龙 40mg 静滴对症控制炎症,生物制剂阿达木控制炎症,柳氮磺胺吡啶、甲氨蝶呤控制病情,保胃补钙(钙尔奇、罗盖全、拜阿司匹林、雷贝拉唑等预防处理)。

案例二　别让"蝴蝶"翩翩起舞

第 1 幕

唐女士,23 岁,未婚。1 个月前工作劳累后出现全身乏力,双侧颧部少许红色皮疹,不痒,数天后出现双手腕、掌指和膝关节轻微疼痛,但无明显肿胀,未引起重视。1 周前上述症状均有所加重,并出现发热,自测体温波动在 37.5~39℃,伴晨起双眼睑水肿,午后双下肢水肿,并逐日加重,自觉尿量比以前减少,偶有干咳,但无畏寒、寒战等症状。于 2015 年 4 月 8 日来医院风湿免疫科就诊,门诊化验血常规:Hb 92g/L,WBC $2.8×10^9/L$;尿常规:尿蛋白(＋＋＋),尿红细胞(＋＋＋＋),于当天入住风湿免疫科。

第 2 幕

查体:血压 145/86mmHg,颧部和鼻梁处可见红色皮疹,压之不褪色,双下肢中度凹陷性水肿,颈部可及数颗淋巴结,无压痛,两肺底(背部)可听到少许湿性啰音,P2＞A2,心脏无杂音,腹部无殊,双侧腕和掌指关节轻度压痛。

实验室检查:BRT:Hb 86g/L,WBC $2.5×10^9/L$,PLT $103×10^9/L$;URT:尿蛋白(＋＋

＋），尿红细胞（＋＋＋＋），尿白细胞（＋＋），24 小时尿蛋白定量 6.75g；血生化：总蛋白 63.1g/L，白蛋白 20.3g/L，肌酐 93μmol/L，胆固醇 6.78mmol/L，甘油三酯 3.4mmol/L，LDL-胆固醇 4.5mmol/L，血清铁 8.8μmol/L，铁蛋白 588.3μg/L；凝血系统：凝血酶原时间 12.8s，活化部分凝血活酶 34.4s，纤维蛋白原 4.86g/L，D-二聚体 2.86mg/L，Ⅷ因子活性 439％，血管性血友病因子 289％；免疫学：IgG 23.0g/L，IgA 4.8g/L，IgM 2.1g/L，补体 C3 0.23g/L，补体 C4 0.11g/L，类风湿因子 26.0 IU/ml，ANA 1：1000，抗 ds-DNA 1：320，抗 Sm 阴性，抗 rib-P 阳性，抗 U1-RNP 阳性，抗心磷脂抗体（ACL-IgG）阳性，直接 Coom'b test 阳性，间接 Coom'b test 阴性。

特殊检查：超声检查：肝胆无殊，脾脏轻度肿大，两肾大小正常，左肾大小约 117mm× 58mm，右肾大小约 114mm×54mm，肾皮质回声偏强，皮髓质交界尚清；两侧颈部均见数颗淋巴结回声，左侧大的约 12mm×5mm，右侧大的约 16mm×5mm。肺部 CT：两侧少量胸腔积液，以左侧明显，双下肺少许片状渗出病灶。心超：CFI 示轻度三尖瓣反流，CW 据三尖瓣反流估计测肺动脉收缩压（PAP）35mmHg。骨髓检查：有核细胞增生活跃至明显活跃，G/E 3.56：1。粒系增生，占 70％；红系增生，占 19.5％；淋巴细胞比例减少；巨核细胞约 120 个，血小板较易见；未见异常细胞。细胞化学染色，铁染色：外铁（＋＋），内铁阳性率为 11％。肾活检病理检查（图 1）：弥漫性球性系膜细胞重度增生，弥漫性肾小球球性系膜基质重度增多，部分肾小球节段性或球性毛细血管内细胞中重度增生伴毛细血管腔狭窄或闭塞，嗜银染色未见明显"钉突"，2 个肾小球见小型细胞纤维性新月体形成。轻度肾小管间质病变，灶状间质单个核细胞浸润，灶状肾小管萎缩，部分肾小管内见蛋白管型。IF 肾小球 2 个，IgG（＋＋），C3（＋＋＋），C4（＋），C1q（＋＋），IgA（－），IgM（－），Fb（－）。

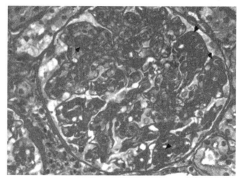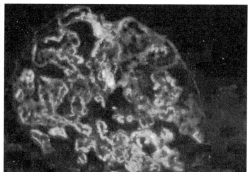

图 1　肾活检病理检查

第 3 幕

入院后治疗方案：高蛋白低盐低脂饮食，NS 100ml＋MP 40 mg ivgtt qd，NS 250ml＋ CTX 0.6g ivgtt st，可定片 10mg qn po，速尿片 20mg bid po，耐信片 40mg qm po。

住院 3 周病情明显好转出院，出院时无发热，无水肿，脸部皮疹减少。出院后带药，服泼尼松片 10 片/天，嘱约 2 周后逐渐缓慢减量，之后需定期（1～3 月）门诊随访。

但该患者出院后 3 个月左右出现脸部明显增大，考虑是激素的副作用。于是到当地私人中医诊所就诊，医生认为西药不能根治此病并且有很多副作用，中药能根治该病并且没有副作用，嘱停所有西药改为服中草药。初始患者未全部停药，每天服美卓乐 3 片，约半年后西药全停,但能坚持每天服中草药一贴。在此期间患者自觉体力仍较差,经常吃中药高丽参滋补身体。

第 4 幕

约 2~3 个月前开始出现疲倦乏力感,未予以重视。2 周前患者出现不明原因发烧(体温波动在 38~40℃),全身乏力明显,食欲不振,双下肢及眼睑水肿,尿量明显减少,每天仅 2~3 次,稍有活动即出现呼吸困难和胸闷,伴咳嗽,咳少量白痰,痰中带有少量血丝,有时感觉轻微头痛。近 2~3 个月的月经量明显增多。门诊以"SLE"收住入院。

第 5 幕

查体:呼吸 35 次/min,脉搏 124 次/min,血压 185/120mmHg。双下肢、骶部及眼睑明显凹陷性水肿。心率 124 次/min,两肺布满湿性啰音。

实验室检查:BRT:Hb 78g/L,WBC $1.2×10^9$/L,PLT $5×10^9$/L,外周血破碎红细胞 4.5%;URT:尿蛋白(+++),尿红细胞(++++);生化检查:总蛋白 55g/L,白蛋白 21.3g/L,丙氨酸氨基转移酶 32U/L,天冬氨酸氨基转移酶 27U/L,肌酐 263μmol/L,尿酸 721μmol/L,肌酐清除率 25ml/min;总胆固醇 7.8mmol/L,甘油三酯 3.11mmol/L;血气分析:血液酸碱度 7.31,二氧化碳分压 41mmHg,氧分压 56mmHg,剩余碱-6mmol/L,碳酸氢根 18mmol/L,氧饱和度 76%,肺动脉氧分压差 132mmHg;免疫学:IgG 36.0g/L,IgA 5.6g/L,IgM 3.1g/L,补体 C3 0.21g/L,补体 C4 0.08g/L,类风湿因子 45 IU/ml,ANA 1:3200,抗 ds-DNA 1:1000,抗 Sm 阳性,抗 rib-P 阳性,抗 U1-RNP 阳性,抗心磷脂抗体(ACL-IgG)阳性,直接 Coom`b test 阴性,间接 Coom`b test 阴性;凝血系统:凝血酶原时间 15.8s,活化部分凝血活酶 49.4s,纤维蛋白原 2.62g/L,D-二聚体 12.6mg/L,血管性血友病因子 329%,狼疮抗凝物比值 2.56;其他检查:B 型尿钠肽(BNP)1086 pg/ml,降钙素原(PCT)0.45mg/L。

特殊检查:腹部超声:肝胆无殊,脾脏肿大(18.2cm×5.3cm),两肾偏大,左肾 128mm× 61mm,右肾 125mm×59mm,两肾皮质增厚,皮髓交界尚清;胸部 CT 见图2;心脏超声:少量心包积液,CFI 示中度三尖瓣反流,CW 据三尖瓣反流估计测肺动脉收缩压(PAP) 58mmHg。

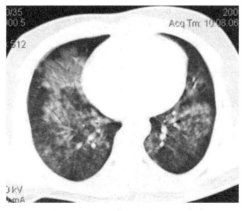

图 2 胸部 CT

案例三 今"肺"昔比

第 1 幕

邱某某,男,68岁,工人,2年前无明显诱因下出现双手末端指关节、近端指关节、掌指关节及腕关节的明显红肿疼痛,伴双肘、双肩及双膝关节疼痛及活动受限,持续性钝痛,伴晨僵。无发热及皮疹,无脱发等不适。无糖尿病病史,无肝炎及结核病史。有吸烟史40年,有饮白酒史40年。于2014年4月6日来我院门诊就诊,门诊查"类风湿因子2900IU/ml",予"甲氨蝶呤片、叶酸片、羟氯喹、来氟米特片"等口服治疗,症状无明显改善。近3天来,双肘、双肩及双膝活动时疼痛明显,故来复诊,门诊以"关节炎待查"收入住院。

第 2 幕

查体:T 36℃,P 84次/min,BP 141/63mmHg,R 20次/min。心律齐,各瓣膜区未及杂音。两肺呼吸音清,未闻及干湿啰音。腹软,无压痛,肝脾肋下未触及。无皮疹。双手近端指间关节肿胀(++)、压痛(++),双肘关节肿胀(+++)、压痛(+++),双膝关节肿胀(++)、压痛(+),双肩活动明显受限,双膝关节有骨擦感。

实验室检查:BRT:红细胞 $3.54×10^{12}$/L,血小板 $310×10^9$/L,白细胞 $8.80×10^9$/L;免疫学:血沉99mm/h,C-反应蛋白29.40mg/L,抗环瓜氨酸肽708.37RU/ml,C4 0.33g/L,C3 1.59g/L,RF 2780IU/ml,免疫球蛋白G 19.80g/L,抗Sm阴性,抗ssB阴性,抗ssA阴性,抗核抗体阴性,抗线粒体抗体阴性,抗肝肾微粒体抗体阴性,抗可溶性肝抗原/肝胰抗原抗体阴性,抗平滑肌抗体阴性,HAV-IgM阴性,抗HEV-IgM阴性,抗HDV-IgM阴性,抗HGV阴性;血生化:白蛋白40.2g/L,血清钾4.50mmol/L,尿酸393μmol/L,总胆固醇5.72mmol/L,LDL-胆固醇3.91mmol/L,HDL-胆固醇1.26mmol/L,总蛋白80.7g/L,甘油三酯1.10mmol/L,葡萄糖5.7mmol/L,铁蛋白821.6μg/L,病毒性肝炎全套阴性。

特殊检查:CT:两肺胸膜下少许炎症性改变;纵隔内见多个淋巴结显示;冠脉钙化,两侧胸膜轻度改变(图1)。普放:结合临床,两手类风湿关节炎改变(轻度)(图2);两膝关节轻度骨质增生。肺功能:通气功能和弥散功能未见明显异常。

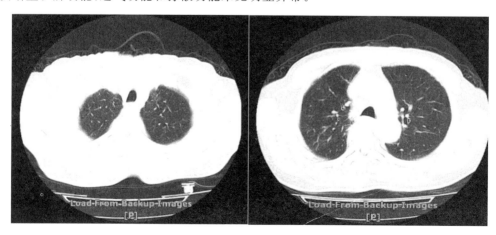

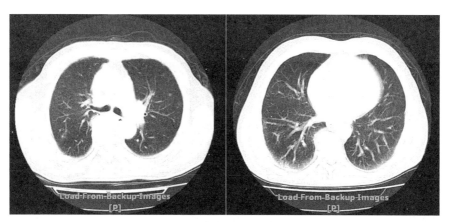

图 1　胸部 CT

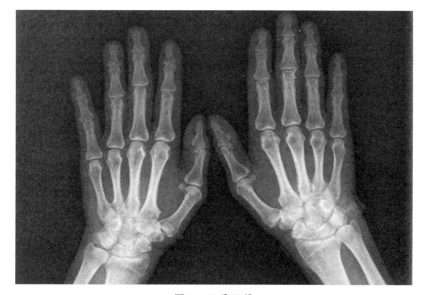

图 2　双手 X 线

住院期间治疗方案为:甲氨蝶呤片 10mg qw,来氟米特片 10mg qd,羟氯喹片 200mg qd,西乐葆胶囊 0.2 qd。类克针:250mg/次,治疗 4 次。病情稳定后,出院服药。

第 3 幕

患者出院后规律服用"MTX、来氟米特片"等药物。关节症状尚可,但出现活动后呼吸稍费力,门诊随访,查转氨酶升高。为进一步详细检查及评估病情门诊拟"类风湿关节炎,肝功能异常,胸闷待查"收住。

实验室检查:血生化:碱性磷酸酶 220U/L,丙氨酸氨基转移酶 64U/L,天冬氨酸氨基转移酶 70U/L,γ 谷氨酰基转移酶 292U/L;免疫学检查:C-反应蛋白 12.50mg/L,血沉71mm/h,类风湿因子 1500IU/ml,血沉 46mm/h,抗核抗体 1∶100 阳性。

辅助检查:肺功能:无通气功能障碍,小气道功能正常,最大每分钟通气量基本正常,残气量、肺总量轻度下降,残总比正常,弥散量重度下降。胸部 CT(图 3):两肺多发炎性病变(间质性);左肺上叶结节,炎性可能大。CT:肝脏改变,请结合临床;左肾上腺囊肿;两下肺

少许炎症伴两侧胸膜轻度增厚。普放:两手指部分指间关节面边缘可疑小骨破坏影:类风湿关节炎?（图4）

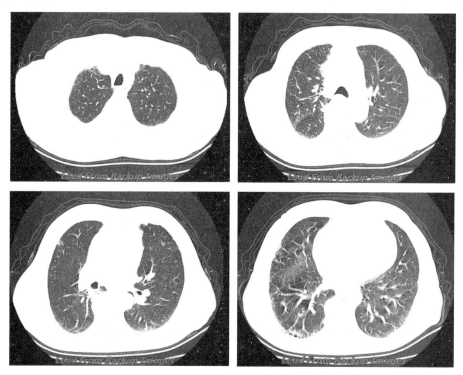

图3　胸部CT

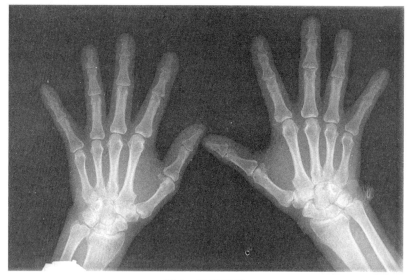

图4　双手X线

进一步诊断为:"类风湿关节炎,间质性肺病,药物性肝炎"。治疗方案:甲泼尼龙针(甲强龙)40mg ivgtt qd×3天后改泼尼松片6#qm;环磷酰胺针(CTX)0.2/瓶 0.6g ivgtt q2w,羟氯喹片100mg tid,洛索洛芬片60mg bid餐后,骨化三醇胶囊0.25ug qd,碳酸钙D3片600mg qd,阿司匹林肠溶片100mg qd,乙酰半胱氨酸片600mg泡服tid,熊去氧胆酸胶囊

250mg bid。病情稳定后出院。

第 4 幕

3 个月后,患者因发热 3 天,达 40.8℃,伴畏寒寒战,伴咳嗽,咳白色黏痰,再次入院治疗。

查体:听诊两肺呼吸音粗,双下肺可闻及明显粗湿啰音,右上肺可闻及干啰音。

实验室检查:血常规:白细胞 12.8×10^9/L,血小板 167×10^9/L,红细胞 3.47×10^{12}/L,中性粒绝对值 5.8×10^9/L;血生化:肌酐(酶法)117μmol/L,乳酸脱氢酶 462U/L,天冬氨酸氨基转移酶 76U/L,γ 谷氨酰基转移酶 363U/L,血清氯 109mmol/L,肌酸激酶 253U/L,肌酸激酶同 I 酶 MB 33U/L,D-二聚体 2.05mg/L;病原学:降钙素原定量 100.000ng/ml,CMVpp65 抗原阴性,冷凝集试验阴性,结核菌涂片阴性,痰培养结果为白色念珠菌,涂片镜检检到真菌孢子及革兰阳性球菌。免疫学:血沉 33mm/h,C-反应蛋白 59.40mg/L,抗环瓜氨酸肽<25RU/ml,类风湿因子<20.0IU/ml。血气分析:血液酸碱度 7.402,二氧化碳分压 32.0mmHg,氧分压 66.0mmHg。

辅助检查:CT:两肺弥漫散在炎症改变,两下肺著(间质性改变为主);冠脉钙化;纵隔多发淋巴结显示,部分肿大,考虑非特异(图 5)。

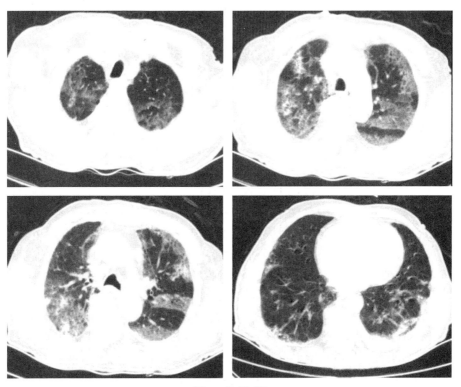

图 5　胸部 CT

给予以下治疗方案:面罩吸氧;抗感染:泰能、拜复乐、氟康唑,然后根据药敏改为舒普深、拜复乐、伏立康唑;甲强龙:40mg bid 后缓慢减量;暂停免疫抑制剂。

治疗后 CT 复查:如图 6。

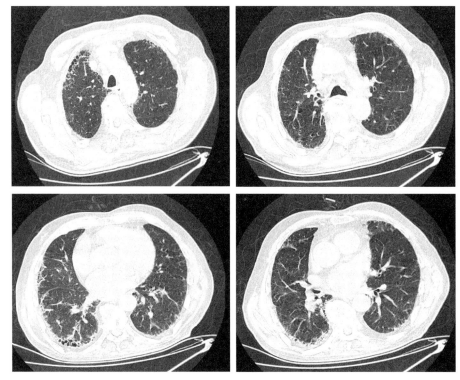

图 6　胸部 CT

案例四　现代"帝王病"

第 1 幕

郑先生,男,59 岁,商人,反复发作性关节肿痛 30 余年,乏力 1 个月。于 30 年前开始出现反复发作性单关节肿痛。最初多在晚餐饮酒后当天夜里突发第一跖趾关节剧烈疼痛,常伴皮肤红肿、压痛,不能下地行走。在当地诊所打针(青霉素＋地塞米松)之后关节疼痛明显缓解,数天之后完全恢复正常。早些时候,每年发作 1～3 次,临床表现与上述相似,有时累及足背或踝关节或膝关节,经上述同样的处理均可有效控制,未引起患者的重视,没有到大医院进行系统的检查和治疗。但近几年来发作的次数越来越频繁,每月均发作数次,并出现四肢多处关节周围皮下结节,以踝关节外侧结节最明显,有轻微疼痛。

患者有"高血压"病史 5～6 年,不正规服用复方降压片等药物,血压仍偏高,在 140～170/90～110mmHg 左右。"胃病"史 10 余年,胃痛发作时服用金奥康等药物即可缓解症状。近 2～3 年来出现夜尿次数增多,每夜 1～2 次,每次尿量与平常差不多。

平时因工作需要,经常有请客应酬陪酒,均次饮酒量:白酒在半斤到 1 斤,或啤酒 10 余瓶,或葡萄酒 1 瓶,偶有抽烟。

据患者女儿透露说,今年上半年,患者家族中有两位亲戚相继去世。患者才意识到自己也身患多种疾病而产生恐惧感,于是请当地的算命先生算命,结果令他惊讶"大凶"。于 2015 年 7 月 31 日来医院风湿免疫科就诊,目的是进行全面身体检查,有否身患大病。

第 2 幕

入院后体检：较肥胖，身高 170cm，体重约 78kg，血压 160/105mmHg。心肺无殊，腹部剑突下轻压痛。四肢多处关节可见皮下结节，以双侧踝关节外侧最大（3cm×4cm），表面皮肤薄，可见皮下白色沉积物，轻压痛（图 1）。

实验室检查：血常规：血红蛋白 92g/L，白细胞 10.5×10⁹/L，血小板 103×10⁹/L；尿常规：尿蛋白（＋），红细胞（＋＋＋）；血肌酐 292μmol/L，血尿酸 545μmol/L。

超声检查：两肾大小正常，双肾实质回声增强，多个肾锥体内有强回声影。双肾肾盂多发颗粒状结石。

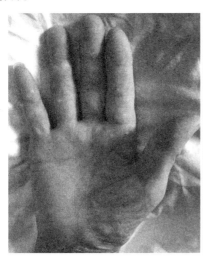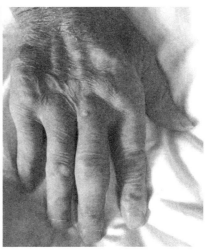

图 1　皮下结节

第 3 幕

住院后进一步完善病史与体格检查，并做住院常规的实验室检查与特殊检查。

入院后的处理医嘱：氨氯地平 5mg qd po，碳酸氢钠 1.5g bid po，百令胶囊 4# tid po，5％葡萄糖针 250 ml ivgtt qd，银杏达莫针 25mg ivgtt qd，0.9％氯化钠针 10mg iv q12h，前列地尔针（凯时）10ug iv q12h，秋水仙碱 0.5mg bid po，甲泼尼龙片 4mg bid po。

8 月 5 日行胃镜检查，结果：食道炎，慢性非萎缩性胃炎，伴糜烂，十二指肠球部溃疡疤（S1）（图 2）。给予如下治疗医嘱：埃索美拉唑镁（耐信）20 mg bid po，铝碳酸镁片（达喜）2# tid po，克拉霉素（克拉仙）500mg bid po，阿莫西林胶囊（阿莫灵）1g bid po。治疗之后的病情变化：患者双下肢乏力，四肢麻木，全身肌肉酸痛。全腹部胀痛明显，进食后腹部胀痛更加明显。8 月 15 日开始出现发热，体温 37.5℃，8 月 18 日体温高达 39.4℃。

实验室检查：血液系统（图 3-5）：①8 月 15 日：白细胞 1.62×10⁹/L，血小板 88×10⁹/L；②8 月 18 日：白细胞 0.16×10⁹/L，血小板 13×10⁹/L。血生化检查：①8 月 11 日：肌酐 246μmol/L，尿酸 604μmol/L，肌酸激酶 209U/L，乳酸脱氢酶 306U/L；②8 月 14 日：尿酸 656μmol/L，肌酸激酶 900U/L，乳酸脱氢酶 563U/L；③8 月 15 日：肌酸激酶 1355U/L，乳酸脱氢酶 770U/L，肌红蛋白＞1200.0ng/ml。

腹部 CT 检查：见图 6。

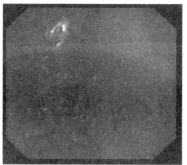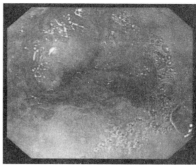

图 2　胃镜检查

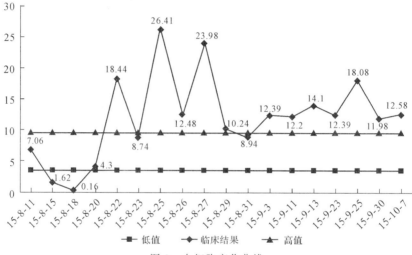

图 3　白细胞变化曲线

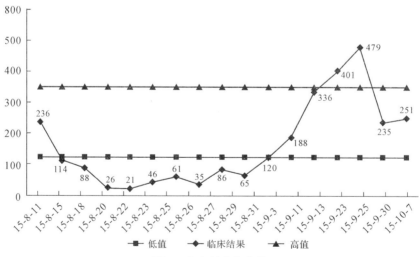

图 4　血小板变化曲线

粒细胞系统	中性粒细胞	早幼粒细胞	1.57	0.6	9.5
		中　幼	6.49	2.04	23.5
		晚　幼	7.9	1.97	12.5
		杆状核	23.72	3.5	2.0
		分叶核	9.44	2.92	0.5
	嗜酸粒细胞	中　幼	0.38	0.23	
		晚　幼	0.49	0.32	0.5
		杆状核	1.25	0.61	
		分叶核	0.86	0.61	0.5
	嗜碱粒细胞	中　幼	0.02	0.05	
		晚　幼	0.06	0.07	
		杆状核	0.1	0.09	
		分叶核	0.03	0.05	0.5
红细胞系统		原始红细胞	0.57	0.3	
		早幼红细胞	0.92	0.41	1.5
		中幼红细胞	7.41	1.91	5.5
		晚幼红细胞	10.75	2.36	8.5
		早巨红细胞			
		中巨红细胞			
		晚巨红细胞			
淋巴系统		原始淋巴系统	0.05	0.09	
		幼稚淋巴系统	0.47	0.84	
		成熟淋巴系统	22.78	7.04	22.5
单核系		原始单核细胞	0.01	0.04	
		幼稚单核细胞	0.14	0.19	

形态描述：

（一）骨髓片

1　骨髓小粒偶见、涂片制备良好、染色良好。

2　有核细胞增生减低，G/E=3.29∶1。

3　粒系减少，占51.0%，以中性中期粒细胞为主，早幼粒细胞易见，中性成熟粒细胞减少，部分粒细胞颗粒增多或减少，可见双核、母子核、三核粒细胞，偶见环状核粒细胞及粒细胞巨幼样变。

4　红系减少，占15.5%，以中晚幼红细胞为主，部分幼红细胞浆量减少，可见幼红细胞核碎裂及双核幼红细胞。

5　淋巴细胞比例偏高，偶见异淋样细胞。

6　单核细胞较易见，偶见幼单核细胞。

7　全片巨核细胞约22个，其中幼巨6个、颗粒巨12个、裸核巨4个。血小板少见，呈散在分布，偶见大血小板及血小板颗粒减少。

8　全片吞噬细胞较易见，偶见吞噬红细胞及血小板等血细胞，未见其他明显异常细胞。

（二）血片（无）

图 5　骨髓检查

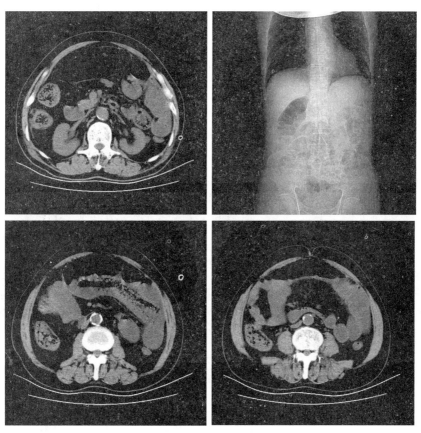

图 6　腹部 CT 检查

第 4 幕

该患者经过积极的对症处理,血液系统损害逐渐好转,肌酸激酶亦明显下降。但是因肾功能不全,血清肌酐升高至 $526\mu mol/L$,尿酸 $714\mu mol/L$,同时尿量减少,24 小时尿量约 $400\sim500ml$,并出现全身较明显的水肿,于 2015 年 8 月 23 日开始无肝素血液透析(CRRT)。

2015 年 9 月 1 日,患者出现大便鲜血数次,出血量较多,腹部 CT 扫描见图 7。因患者有 30 年的痔疮病史,经肛肠科会诊,诊断"下消化道出血,直肠裂开出血"。于 9 月 3 日急诊行"直肠破裂修补术加缝扎止血",术后大便出血减少,会诊医嘱加强营养补充,有利于手术创口愈合。但于 9 月 14 日第二次出现大便大出血,于是第二次急诊在全麻下行"直肠破裂修补术",术后虽短暂便血减少,但总体手术效果不理想,大便出血仍没有控制。9 月 15 日出现神志朦胧、幻觉、妄想、焦虑等精神症状,立即给予输血、补液、泰能等治疗。9 月 24 日再次出现大便大出血,无奈之下于 9 月 25 日第三次急诊行"直肠破裂修补术"。根据肛肠科医生要求一定要加强营养补充,增加补液量,嘱每日补 10% 白蛋白 50ml 1 瓶、脂肪乳剂 500ml,以及其他液体共 1000ml 左右用于抗生素输注等。

第 5 幕

2015 年 9 月 29 日,患者的病情再次急剧恶化,出现严重呼吸困难,端坐呼吸,口唇发绀,伴咳嗽,咳痰,痰呈淡粉红色泡沫样。当天体温达 39℃ 左右,呼吸 38 次/min,心率 135 次/min,血压 185/115mmHg,听诊两肺底满布湿性啰音,急诊肺部 CT 扫描见图 7。

2015 年 10 月 6 日,患者突发剧烈的头痛,呕吐,随后出现神志不清,急诊头颅 CT 结果见图 7。经全力抢救无效于 2015 年 10 月 7 日死亡,享年 59 岁。

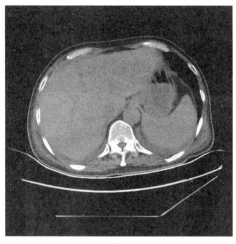

1

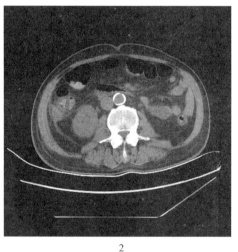

2

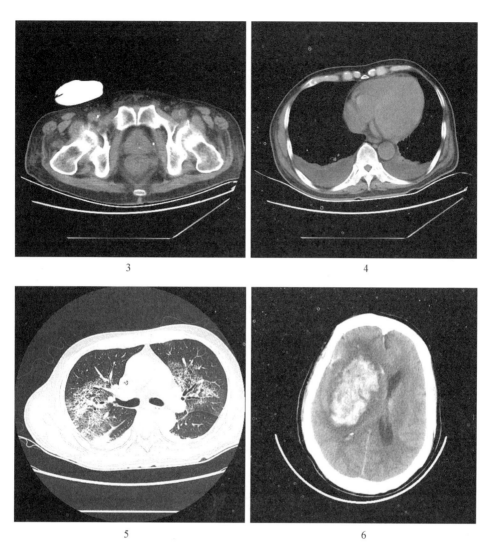

图 7　CT 扫描(1～6)

第七章 血液系统

案例一 郁闷的商人

第 1 幕

患者王某某,男性,46 岁,商人,从事酒店餐饮业,既往体健。近来市场不景气,王先生每天借酒消愁。近 1 月出现乏力、面色苍白并逐渐加重,1 周前出现上二楼即感心慌、偶有耳鸣,无视物模糊。偶有阵发性腹部绞痛,无反酸、嗳气,无柏油样便。每日尿色加深,呈浓茶样,无酱油样尿。为进一步治疗至我院就诊,门诊张主任给他做了血常规和血生化等检查。

血常规:红细胞 2.5×10^{12}/L,血红蛋白 81g/L,MCV 105fL,MCH 28pg,MCHC 37%,白细胞 5×10^{9}/L(N 0.70,L 0.26,M 0.04),血小板 320×10^{9}/L,网织红细胞百分比为 3.8%。

血生化:总胆红素 145μmol/L,间接胆红素 108μmol/L,直接胆红素 37μmol/L,ALT、AST、ALB、TP 正常,乳酸脱氢酶 351U/L。

血清铁、铁蛋白、叶酸、维生素 B_{12} 均在正常范围。

第 2 幕

病房主管胡医生仔细询问病史,根据他的病情很快做了查体。

查体:体温 37.2℃,脉搏 78 次/min,呼吸 20 次/min,血压 110/70mmHg。神志清,精神软,中度贫血貌,巩膜轻度黄染,浅表淋巴结无肿大,胸骨无压痛。双肺呼吸音清,律齐,心尖区 Ⅱ/Ⅵ 收缩期吹风样杂音;中下腹部压痛,肝脾肋下未及。

胡医生告诉王先生,他的贫血原因考虑溶血性贫血可能性大,具体病因需要进一步检查(如与溶血相关的检查、骨髓检查等)。相关检查结果如下:血免疫球蛋白和补体 C3、C4 在正常范围;抗核抗体系列检查阴性;血 Coombs(一),游离血红蛋白和结合珠蛋白正常,尿 Rous 试验(一);腹部 B 超:肝脏正常,脾脏增厚。

骨髓涂片形态学:骨髓增生明显活跃,红系比例约 45%,以中晚幼红细胞为主,嗜碱点彩样细胞易见。

第 3 幕

王先生的溶血性贫血诊断明确,病因是什么呢? 他既往体健,家中无类似患者,遗传性溶血性贫血的诊断基本排除,获得性溶血性贫血中最常见的是自身免疫性溶血性贫血,但患者 Coombs 试验阴性,基本可排除,那到底是什么原因呢? 胡医生考虑到有没有可能铅中毒呢? 他又去仔细问患者。

第 4 幕

胡医生发现了重要线索。原来王先生在发病前 1 月,因为心情不好,每日借酒消愁,他喝的是黄酒,酒壶用的是锡壶(图1),每次喝前都加热 10 分钟。这个锡壶是王先生从乡下买过来的,其实不是真正的锡壶,主要材料是铅,喝黄酒前加热,铅的溶解,导致了铅中毒,溶血就这样发生了。于是胡医生又仔细检查患者的口腔,果然发现了典型的铅线(图2),测血铅结果:225μg/L。王先生溶血的原因已基本明确,于是给予驱铅治疗,很快症状改善了,2 周后康复出院。

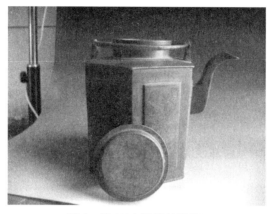

图 1　锡壶(主要材料是铅)

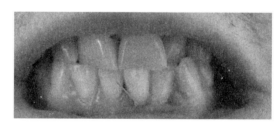

图 2　铅线(以门齿、尖齿及第一臼齿的齿龈边缘多见)

案例二　全血细胞减少是怎么回事

第 1 幕

汤某某,男,70 岁,农民,高血压 8 年余,2 年前患者右侧肋骨骨折,腰椎损伤,1 年前因"前列腺肿瘤"行腹腔镜下前列腺癌根治术。患者半月余前无明显诱因下出现咽部疼痛,伴呼吸困难,伴咳嗽,咳少许白痰,无发热,至当地医院就诊,诊断为"咽喉炎",予以输液治疗(具体不详)。因咽喉疼痛反复发作,至附属医院就诊。

急诊检查:血常规:红细胞 $2.41×10^{12}/L$,血红蛋白 78g/L,白细胞 $0.87×10^9/L$,淋巴细胞 82.0%,中性粒细胞 8.0%,幼稚细胞 8%,血小板 $33×10^9/L$;凝血功能:活化部分凝血活酶 40.0s,纤维蛋白原 5.44g/L,国际标准化比值 1.15,凝血酶原时间 14.6s,凝血酶时间 14.2s,D-二聚体>20mg/L;C-反应蛋白 67.60mg/L。

电子鼻咽喉镜提示:急性会厌炎,急性喉炎。

为进一步检查拟"全血细胞减少"收住入院。

第 2 幕

王医生接诊患者,详细询问病史,并仔细查体:T 39.10℃,P 86 次/min,BP 133/70mmHg,R 20 次/min,皮肤、黏膜稍苍白,巩膜无明显黄染,胸骨压痛阳性。颈软,气管居中,甲状腺无肿大。两肺呼吸音清,右下肺闻及湿啰音。心率 86 次/min,心律齐,各瓣膜区未闻及杂音。腹软,下腹部可见约 10cm 竖行的陈旧性手术瘢痕,无压痛,肝脾肋下未触及。双侧大腿外侧可见大片瘀斑,双下肢无浮肿,神经系统无异常。

血常规:白细胞 $2.14×10^9$/L,中性粒细胞 6.0%,单核细胞 2.0%,幼稚细胞 18.0%,淋巴细胞 74.0%,血红蛋白 76g/L,平均红细胞体积 94.4fl,红细胞 $2.31×10^{12}$/L,血小板 $23×10^9$/L;凝血功能:D-二聚体＞20mg/L,纤维蛋白原 0.91g/L,活化部分凝血活酶 83.0s,凝血酶原时间 20.2s;LDH＋血钙＋血糖(空腹)＋钾钠氯＋肝功能＋肾功能:乳酸脱氢酶 676U/L,葡萄糖 11.7mmol/L,肌酐(酶法)83μmol/L,尿素氮 7.5mmol/L,碱性磷酸酶 73U/L,白蛋白 28.8g/L,天冬氨酸氨基转移酶 24U/L,丙氨酸氨基转移酶 10U/L,尿酸 260μmol/L,血清钾 4.35mmol/L,血清氯 109mmol/L,血清钙 1.94mmol/L,血清钠 138mmol/L。

流式免疫分型:异常幼稚细胞约占全部有核细胞数 92.86%,表达 CD117,CD33,CD13,CD9,CD64,cMPO,不表达 CD20,CD19,符合急性髓系白血病免疫表型。

骨髓细胞形态学检查:骨髓增生明显活跃,异常早幼粒细胞约占 81.5%,核浆发育失衡,充满嗜天青颗粒,核仁清晰可见。POX 强阳性。

染色体:46,XY,t(15,17)(q22,q21)。

PCR 检测 PML-RARα 融合基因:92.22%。

FISH 检测到 PML-RARα 融合基因信号。

第 3 幕

根据骨髓检查结果,诊断急性早幼粒细胞白血病明确。予以维甲酸 20mg bid＋三氧化二砷针 5mg ivgtt qd 双诱导分化,输新鲜冰冻血浆、单采血小板纠正 DIC,患者白细胞明显升高,伴有呼吸费力加重,胸部 CT:两肺散在炎性灶伴部分实变,两侧胸腔积液,冠脉钙化。考虑存在分化综合征,立即停用维甲酸,地塞米松 10mg/d,并予舒普深针、美罗培南针经验性抗感染治疗,同时予以护胃、输血等支持治疗。患者白细胞进一步升高至 $20.0×10^9$/L,予高三尖杉酯碱针 1mg d1-6 化疗。

第 4 幕

予以激素治疗 3 天后,呼吸费力明显改善,继续维甲酸 20mg bid＋三氧化二砷针 5mg ivgtt qd 双诱导分化,成分输血支持治疗,患者症状缓解。复查 CT:两肺少许炎性灶,较前明显好转,血象恢复正常,予以出院,门诊随访。

案例三　双下肢瘀斑瘀点2月

第1幕

卢先生,33岁,工人,2月前无明显诱因下出现双下肢散在瘀斑、瘀点,伴牙龈出血,当时无头晕、头痛,无腹痛、腹泻,无呕血、黑便,无肉眼血尿,未重视。此后上述症状持续存在,患者至医院就诊,查血常规提示"血小板 $28×10^9/L$"。

患者自诉20余年前有血小板减少病史,予以药物治疗后好转(具体不详)。1月前有牙龈出血病史。否认糖尿病、高血压病史,否认肝炎、结核病史。否认手术外伤史,否认食物、药物过敏史,有输血史。

第2幕

患者在门诊行骨髓穿刺,骨髓细胞学检查示"骨髓增生明显活跃,粒红比正常,巨核细胞明显增生伴成熟障碍,油滴较易见,其余未见明显异常"(图1),诊断为"免疫性血小板减少症,牙龈出血",予以收住入院,并予静脉丙种球蛋白、甲强龙针调节免疫等对症治疗后情况好转出院。

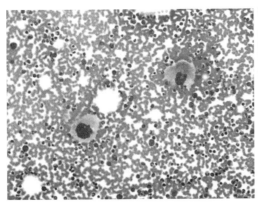

(a) 低倍镜,100倍

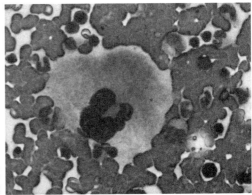

(b) 高倍镜,400倍

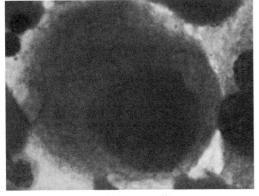

(c) 油镜,1000倍

图1　骨髓细胞学检查

出院后患者不规律门诊随访,1 天前患者再次出现双下肢瘀点、瘀斑,至医院复查血常规提示"血小板 $12\times10^9/L$",患者无牙龈出血,无黑便,无血尿,为进一步诊治,拟"免疫性血小板减少症(immune thrombocytopenia,ITP)"收住。

查体:T 36.4℃,P 82 次/min,BP 110/70mmHg,R 20 次/min,皮肤、黏膜无苍白,巩膜无明显黄染。颈软,气管居中,甲状腺无肿大。两肺呼吸音清,未闻及啰音。心率 82 次/min,心律齐,各瓣膜区未闻及杂音。腹软,无压痛,肝脾肋下未触及。双下肢无浮肿,神经系统无异常。专科检查:皮肤、黏膜无苍白,双下肢见散在瘀斑、瘀点。全身浅表淋巴结未触及。胸骨无压痛,四肢活动自如,各关节、肌肉无血肿、下肢无溃疡。指甲正常。睾丸无肿大。

凝血功能常规:凝血酶时间 17.0s,纤维蛋白原 2.16g/L,活化部分凝血活酶 32.8s。

镜检+血常规五分类:白细胞 $13.31\times10^9/L$,血小板 $13\times10^9/L$,中性粒绝对值 $11.77\times10^9/L$,血红蛋白 147g/L。

第 3 幕

患者入院后完善各项检查:

2017/12/15 血常规五分类:白细胞 $13.31\times10^9/L$,血小板 $13\times10^9/L$,血红蛋白 147g/L;凝血功能常规:活化部分凝血活酶 34.9s,纤维蛋白原 2.32g/L,凝血酶原时间 14.0s。

2017/12/16 血常规五分类:白细胞 $12.72\times10^9/L$,血小板 $10\times10^9/L$,血红蛋白 152g/L;二对半定量:HBsAg(ECLIA)0.4S/CO 阴性,HBeAg(ECLIA)0.1S/CO 阴性,HBsAb(ECLIA)300IU/L 阳性,HBeAb(ECLIA)0.4S/CO 阳性,HBcAb(ECLIA)0.0S/CO 阳性;HIVAb+RPR+Anti-HCV(IgG)+梅毒 ELISA:梅毒 RPR 试验阴性,抗 HCV 阴性,人免疫缺陷病毒抗体阴性,梅毒特异性抗体(ELISA)法筛查阴性。常规自身抗体均阴性;甲状腺功能未见异常;肝胆脾胰 B 超未见异常。

2017/12/17 血常规五分类:白细胞 $10.73\times10^9/L$,血小板 $11\times10^9/L$,血红蛋白 149g/L。

2017/12/19 血常规五分类:白细胞 $10.75\times10^9/L$,血小板 $13\times10^9/L$,血红蛋白 152g/L;HP 现症感染蛋白+HP 抗体:幽门螺杆菌抗体弱阳性,HP 现症感染蛋白弱阳性,C13 呼气试验阳性。

入院后立即予人免疫球蛋白 0.4g/kg 体重冲击治疗 3 天,血小板升高不明显;予特比澳针 15000U/d 联合甲强龙针 40mg/d 治疗,血小板升高不明显。

2017/12/26 血常规五分类:血小板 $18\times10^9/L$,白细胞 $10.58\times10^9/L$,中性粒绝对值 $7.75\times10^9/L$,血红蛋白 150g/L。

第 4 幕

2017/12/26 加用 4 联抗 HP 治疗(枸橼酸铋钾胶囊丽珠得乐+阿莫西林胶囊+克拉霉素片+奥美拉唑肠溶片)。

2017/12/29 镜检+血常规五分类:血小板 $50\times10^9/L$,白细胞 $13.11\times10^9/L$,中性粒绝对值 $11.65\times10^9/L$,血红蛋白 154g/L。

2017/12/31 镜检+血常规五分类:血小板 $89\times10^9/L$,白细胞 $13.77\times10^9/L$,中性粒绝对值 $12.20\times10^9/L$,血红蛋白 154g/L。

2017/12/31 甲强龙针改美卓乐片 12mg tid 并予以出院,嘱 3 天后门诊随访复查血象。

案例四　左耳淋巴结肿大 3 月

第 1 幕

陈先生,61 岁,务农。免疫性血小板减少症(immune thrombocytopenia,ITP)病史 10 余年,因常规治疗无效,已予脾切除 10 余年,平素血小板维持在 20×10^9/L 左右。肾结石术后 10 余年。否认糖尿病、高血压病史,否认肝炎、结核病史。否认外伤史,否认食物、药物过敏史,否认献血史。

患者 3 月前出现左耳下淋巴结肿大,约 $1cm \times 1cm$,质较韧,移动度可,无红肿疼痛,无皮温增高。无胸闷气促,无盗汗,无发热。当时未予以重视及诊治。淋巴结逐渐增大,遂到医院就诊。

第 2 幕

在医院行左耳下淋巴结穿刺:见淋巴细胞,以小到中等为主,分化欠成熟,恶性淋巴瘤不能除外。

左耳淋巴结活检术,病理示:"左耳下"淋巴结结构紊乱,皮髓质分界不清,见大淋巴样细胞弥漫片状浸润,呈星空样现象,细胞体积大,核仁及核分裂像易见,结合免疫组化结果符合侵袭性 B 细胞淋巴瘤,倾向于弥漫大 B 细胞淋巴瘤,活化 B 细胞型。

免疫组化结果:M17-6686:BcL-2(肿瘤细胞-),BcL-6(+++),CD10(-),CD19(++++),CD20(++++),CD21(肿瘤细胞未见 FDC 网-),CD3(-),C-myc(40%+),Ki67(95%+),MUM-1(+++),P53(-),Pax5(+++),M17-6686:EBER(-)(图 1)。

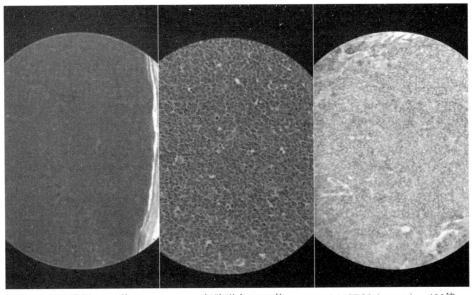

|(a) 结构弥漫,100倍|(b) 细胞形态,400倍|(c) CD20(++++),400倍|

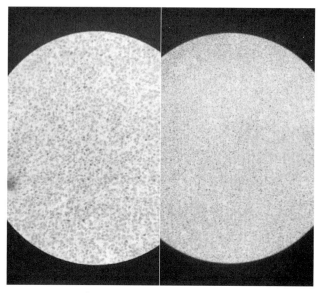

(d) C-myc（40%+），200倍　　(e) BCL-6（++++），200倍

图 1　病理结果

第 3 幕

查体：T 36.5℃，P 70 次/min，BP 124/72mmHg，R 20 次/min，皮肤、黏膜无苍白，黏膜、巩膜无黄染。甲状腺无肿大。两肺呼吸音清，未闻及啰音。心率 70 次/min，心律齐，各瓣膜区未闻及杂音。腹软，无压痛，肝无肿大，脾切除术后。右肾区可见陈旧性手术疤痕。双下肢无浮肿，神经系统无异常。专科检查：无瘀点、瘀斑、结节。全身浅表淋巴结未触及。无巩膜黄染、无结膜出血。口腔黏膜无出血、溃疡，齿龈无出血、肿胀增生，口角无疱疹。咽部无红肿、扁桃体无肿大。胸骨无压痛，四肢活动自如，各关节、肌肉无血肿、下肢无溃疡。指甲正常。睾丸无肿大。

心超：左室舒张功能轻度减退。

全身 PET-CT：①左侧耳郭周旁及腮腺内、左侧上颈部及左下颈部多发高代谢淋巴结，结合病史，考虑淋巴瘤。②两肺上叶间隔旁肺气肿。③左肾结石伴左肾轻积水、肾实质萎缩；两肾多发囊肿；前列腺少许钙化灶；十二指肠球部代谢轻增高，炎性摄取首先考虑。④部分椎体前缘骨质轻增生，L4-5 椎间盘膨出。⑤颅脑显像未见明显异常。

心电图结果：正常心电图。

骨髓流式细胞：异常淋巴细胞占有核细胞总数 4.34%，B 细胞占 1.58%，Kappa 轻链限制性表达(图 2)，考虑淋巴瘤细胞侵犯。

骨髓形态学：骨髓增生活跃，可见分类不明细胞占 10%。全片巨核细胞约 222 个。血小板易见，成对堆分布。

血常规五分类：白细胞 9.83×10⁹/L，血小板 59×10⁹/L，血红蛋白 141g/L。

肾功＋血糖(空腹)＋心肌酶＋肝功：白蛋白 39.3g/L，肌酐(酶法)105μmol/L，乳酸脱氢酶 270U/L，葡萄糖 5.6mmol/L，铁蛋白 1700ng/ml。

乙肝二对半定性：HBsAb 阳性，HBeAb 阴性，HBsAg 阴性，HBeAg 阴性，HBcAb 弱

阳性。

CMV 核酸＋EBV 核酸：EB 病毒核酸检测＜1.0E＋3 copies/ml。

血 HBVDNA：乙肝病毒 DNA(FQPCR)＜3.0E＋1 IU/ml。

EBV-EA-IgA＋EBV-VCA-IgA：EB 病毒 VCA 抗体 IgA 阴性,EB 病毒 EA 抗体 IgA 阴性。

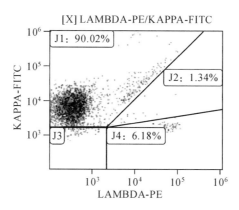

图 2　Kappa 轻链限制性表达

第 4 幕

予以 R-CHOP 方案(美罗华 0.6g d1,CTX 1.2g d2,VDS 4mg d2,Epi-ADM 100mg d2,甲泼尼龙 80mg d2-6)化疗,并予护胃、止吐等对症支持治疗。

第八章 性、生殖、成长病学

案例一 "昏睡"的妈妈

第1幕

豆豆是3年级的小学生,他的妈妈王女士是公司职员,31岁。2017年9月17日,爸爸出差了,豆豆和妈妈在家过周末。午饭后约2点钟妈妈告诉豆豆自己可能吃坏了肚子,前几天也有肚子不舒服,可是很快就好了,今天肚子里却一直胀着不舒服,只想拉大便,可是又拉不出。豆豆发现妈妈去了好几趟卫生间。晚饭前约5点钟王女士觉得自己头晕晕的,没有力气,不想做晚餐,点了外卖给豆豆吃。豆豆吃完外卖后独自看电视,约7点钟发现妈妈倒在沙发上昏睡,叫醒了又很快"睡着",豆豆心里非常害怕,连忙打电话给外婆。外婆急急忙忙赶到,发现女儿脸色比平时苍白,额头也有冷汗,急忙呼叫120急救车将女儿送往急诊室。

第2幕

王女士到急诊室后,急诊室的戴医生当晚值班,在晚上8点25分首次接诊了王女士并询问了病情。王女士以往有慢性盆腔炎病史数年。在剖宫产后一直采取安全期避孕。平素月经规则,周期28~30天,经期4~5天,量中,色红,无经期腹痛病史。末次月经2017年8月3日,9月4日阴道曾有少量流血,色暗红,量不多,伴轻微下腹坠胀不适感,王女士以为是月经来潮了,3天后阴道流血自止,下腹坠胀不适感时好时坏。查体:T 36.5℃,P 121次/min,BP 89/55mmHg,R 23次/min,神智稍显淡漠,对答尚切题,面色苍白,腹部肌紧张,脐周及右下腹部压痛,无反跳痛。

第3幕

急诊室戴医生在为王女士做了初步检查后,立刻给患者持续心电监护、吸氧,同时建立静脉通道,快速补充液体以维持生命体征。同时做了相关辅助检查,结果见表1。

表1　辅助检查结果

检查类型	检查项目	数值	正常值
血常规	白细胞	18.24	$(4\sim10)\times10^9/L$
	中性粒细胞	0.935	0.400~0.750
	红细胞	3.40	$(3.5\sim5.0)\times10^{12}/L$
	血红蛋白	108	110~150g/L
	红细胞压积	0.321	0.350~0.450
凝血功能		正常	

续表

检查类型	检查项目	数值	正常值
生化	葡萄糖	12.6	3.9～6.1mmol/L
	血清钙	2.06	2.10～2.55mmol/L
	其余	正常	
	CRP	正常	
性激素	HCG	22564	0～2.90IU/L
腹部 CT	腹腔及盆腔见大量液体存在,下腹部液体呈团片状高密度影,局部分界不清。		

第 4 幕

当看到这些检查报告的结果后,戴医生立即电话邀请妇产科值班李医生前来会诊。行妇科检查发现:外阴、阴道未见异常,存在宫颈摇摆痛,阴道后穹窿饱满,子宫及右侧附件区触痛明显,包块触诊不清楚,左侧附件区压痛略轻。急诊进一步行经腹部 B 超检查,结果如下:子宫偏大,宫体前位,三径 64mm×48mm×51mm,宫壁回声正常,宫腔内未见异常回声,内膜厚约 10mm(双层)。两侧附件区未见明显异常回声。子宫后方见一大小约 94mm×47mm×94mm 的低回声团块,边界清,形态不规则,内部回声不均匀,未探及明显血流回声。进一步行后穹窿穿刺(图 1),抽得 5ml 暗红不凝血性液。

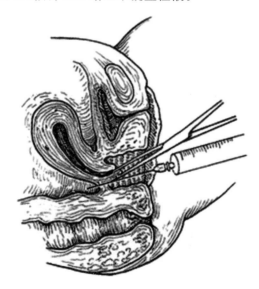

图 1 后穹窿穿刺

第 5 幕

王女士被急诊收住妇科病房,在积极术前准备同时,李医生与其本人及家属沟通,急诊行腹腔镜探查术(备患侧输卵管切除术),术前备红细胞 6U。术中探查见:盆、腹腔内见大量游离血,子宫前位、略大、表面光滑,子宫右侧后方见大量凝血块,包绕右侧附件区。

右侧输卵管峡部增粗约 1.5cm×1cm,表面见破裂口约 0.8cm,表面见活动性出血。左侧输卵管及双侧卵巢外观未见异常。行腹腔镜下右侧输卵管切除术,术中腹腔内游离血及凝血块共计约 2400ml,收集腹腔内游离血行自体血回输共 750ml。术毕剖视右侧输卵管,见绒毛组织明显。术后王女士恢复迅速,第二天复查血 HCG 为 9076IU/L。术后第三天出院回家。

第 6 幕

2017 年 10 月 5 日,王女士预约李医生门诊复查。体检:腹部创口愈合佳,腹部无压痛及反跳痛。妇科检查:子宫及双侧附件区无压痛,未触及包块。检测血 HCG 为 176IU/L。王女士聊起了以后可能还想生个女儿,希望李医生给予一些指导。

案例二   凶险的羊水

第 1 幕

李晓兰,26 岁,孕 1 产 0 孕 40^{+6} 周,平素体健,孕期经过顺利,产检无异常。今已超预产期 6 天,还没有要分娩的征兆,现在家人的陪伴下来到医院,要求入院待产。入院后医生检查其身体健康,心电图、超声心动图、白带常规、胎儿常规超声检查及胎心监护等无异常,胎头已入盆,宫颈成熟度 Bishop 评分 4 分。考虑为延期妊娠,医生建议终止妊娠,孕妇有阴道分娩意愿,但是宫颈未成熟,需要先促宫颈成熟后再引产,医生与其本人及其家人商量后,于第二天上午 8 点在其阴道后穹窿放置欣普贝生一枚促宫颈成熟。于当天下午 2 点开始出现每 3 分钟一次规律性宫缩,宫缩强度中等,宫颈 Bishop 评分 8 分,遂取出欣普贝生。此后产程进展顺利,于夜里 11 点胎膜自破,见羊水色清,量约 100ml,行阴道内诊查宫口开 6cm,继续予阴道试产。约 10 分钟后孕妇突然出现寒战,烦躁不安,自觉下腹部持续性疼痛,胸闷,喘不过气来,测血压 78/52mmHg,脉搏 132 次/min,血氧饱和度 78%,胎心 100 次/min,立即面罩给氧,病情无好转,孕妇很快出现面色青紫,瞳孔散大,意识消失,呼之不应,心搏和呼吸停止。

第 2 幕

医生考虑产妇有羊水栓塞,值班医生和护士立即启动急救系统,同时开始胸外按压、气囊面罩通气及电除颤,复苏期间由助手将子宫向左侧推移。麻醉科、呼吸科、心内科、重症医学科及新生儿科医生紧急到场协助抢救,行气管插管正压通气。10 分钟后患者面色逐渐转为红润,散大的瞳孔开始缩小,心脏搏动和自主呼吸恢复,但是患者仍意识不清,处于昏迷状态。给予多巴酚丁胺静滴强心、扩张肺动脉,氢化可的松快速静滴抗过敏,去甲肾上腺素微泵注射升高血压等治疗。血压维持在 90~100/60~70mmHg,SO_2 94%~95%,此时监测胎心率约 110 次/min,立即在产房内行紧急剖宫产,新生儿评分:1 分钟 6 分,5 分钟 9 分,转新生儿科进一步诊疗。

第 3 幕

在剖宫产术中,胎盘娩出后子宫胎盘剥离面、子宫切口、腹部切口及静脉穿刺点广泛渗血,并且血液不易凝固。经子宫按摩、应用宫缩剂加强宫缩、纱布宫腔填塞压迫等治疗,子宫出血无好转,此时失血达 1500ml。凝血功能及血常规检查结果见表 1,考虑弥散性血管内凝血(DIC),立即行全子宫切除术,同时开始输红细胞、新鲜冰冻血浆、纤维蛋白原等补充血容量及改善凝血功能。术中患者生命体征平稳,尿量约 600ml,手术顺利,术毕转 ICU 进一步治疗。

表 1　术中化验检查结果

检查类型	检查项目	数值	正常值
血常规	白细胞	15.5×10^9/L	$3.5 \sim 9.5 \times 10^9$/L
	血红蛋白	74g/L	$115 \sim 150$g/L
	血小板	72×10^9/L	$125 \sim 350 \times 10^9$/L
凝血功能	凝血酶原时间	16.1s	$10.0 \sim 14.0$s
	国际标准化比值	1.41s	$0.80 \sim 1.40$s
	部分凝血活酶时间	111.5s	$24.0 \sim 40.0$s
	纤维蛋白原	0.98g/L	$2 \sim 4$g/L
	D-二聚体	170400μg/L	$0.0 \sim 500 \mu$g/L
	3P 试验	阳性	阴性

第 4 幕

患者术后转入 ICU,气管插管辅助呼吸。复测凝血功能、血常规结果较术中明显好转,肝肾功能无明显异常。血气分析及电解质主要指标见表 2,心电图检查结果见图 1。给予体表降温治疗,核心温度控制在 $35 \sim 36$℃,维持 24 小时后开始缓慢复温,患者意识逐渐恢复正常。经积极地补液、支持、对症治疗 5 天后,患者转回产科普通病房,3 天后母子康复出院。

表 2　术后血气分析及电解质化验检查结果

检查项目	数值	正常值
pH	7.12	$7.35 \sim 7.45$
$PaCO_2$	84.6mmHg	$35 \sim 45$mmHg
HCO_3^-	26.6mmol/L	$22 \sim 27$mmol/L
K^+	6.4mmol/L	$3.5 \sim 5.5$mmol/L
Na^+	137mmol/L	$135 \sim 145$mmol/L
Cl^-	85mmol/L	$96 \sim 108$mmol/L

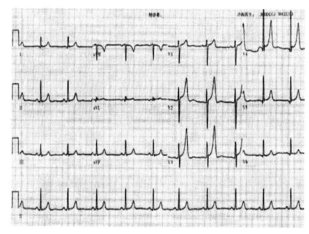

图1　心电图("帐篷状"T波)

案例三　急诊室的女孩

第1幕

某天下午,急诊室来了一位女孩,小刘,大二学生,因来月经,下腹痛2小时被老师同学送至医院。陪她同来的同学说她每次月经来潮都会下腹痛,经常无法去上课,但这次月经来潮腹痛特别严重。来院时小刘意识清楚,但脸色苍白、四肢冰凉,血压100/70mmHg,心率108次/min,呼吸22次/min,腹部压痛明显,有反跳痛。医生简单询问病史,获知小刘这次月经迟了几天才来,而且量比平时要少,但不知道为什么下腹痛特别厉害,否认有过性生活史。医生嘱咐小刘先去B超室做经腹子宫附件超声检查。

第2幕

20分钟后,小刘做完超声检查回急诊观察室。此时小刘意识模糊,即刻给予心电监护显示血压80/55mmHg,心率124次/min。超声检查显示子宫正常大小,内膜厚10mm(双层),左侧附件区可见一76mm×58mm的低回声团块,边界不清,内部回声不均匀,双侧卵巢显示不清,腹腔内大量积液。医生立即行腹腔穿刺,抽出5ml暗红色不凝血。此时陪同小刘来院的一位女生悄悄告诉医生,小刘在校外有男朋友。医生嘱护士给小刘留置导尿,并做尿妊娠试验,同时验血(查血常规、凝血功能、β-HCG、HIV、RPR、乙肝两对半)并备血。

第3幕

5分钟后,尿妊娠试验报告为阳性。医生告诉小刘的老师,小刘腹腔内大量出血,考虑宫外孕可能性大,需要马上手术,否则有生命危险。老师很吃惊,也很着急,马上电话联系了小刘的父母,但小刘父母的手机都处于关机状态。时间不等人,老师只能先在手术知情同意书和输血知情同意书上签字。术中发现小刘腹腔内积血及血凝块共2000ml,左侧输卵管峡部膨大,上面有一1cm破口,有活动性出血,遂予行左侧输卵管切除术,术中输血800ml。整个手术过程顺利,小刘术后被送至妇科病房。

第4幕

第二天早上,小刘父母赶到医院。小刘已经清醒,生命体征平稳,但不愿意说话。术前小刘父母由于正在飞机上手机关机而导致无法联系。晚上接到老师电话时手术已经结束。父母连夜赶来,了解情况后又心疼又生气。他们找到主刀医生,质问医生为何在小刘的老师、同学在场的情况下询问隐私问题,还跟老师和同学说小刘得了宫外孕,侵犯了小刘的隐私权,尤其过分的是未征得父母和小刘本人的同意,把输卵管切除,要求医院道歉赔偿,否则到法院去告医院。

案例四　谁懂我的痛

第1幕

周女士自述:我是一个幸福的女人,跟老公结婚后很快有了自己的宝宝,孕期的检查一切正常。2015年5月,经过剖宫产,我有了一个3700g的女宝宝,宝宝刚出生的时候一切正常,我和老公都很开心有一个漂亮的小棉袄。可是,宝宝生下来还不到24小时,就出现了发烧的症状,而且宝宝一直哭闹,很不舒服的样子,我和老公赶快去找医生,最后宝宝被送到新生儿科病房住院治疗。想想宝宝那么小,一直哭闹,肯定很难受,可我和老公一点都不懂她的痛。

儿科孙医生叙述:这个宝宝出生后不久就出现了发烧表现,而且哭闹很明显,住院以后,我们马上安排了血常规、C反应蛋白、血培养、腰椎穿刺等检查。一看到脑脊液,我们就看到了一个不好的信息,脑脊液非常浑浊,淡黄色,并不是正常的、清亮的颜色,宝宝的痛终于有人懂了。

第2幕

实验室检查如下:

1)血常规

检验项目	结果	参考范围	单位	检验项目	结果	参考范围	单位
*白细胞	7.40	3.50~9.50	$\times 10^9$/L	平均红细胞体积	104.6 ↑	82.0~100.0	fl
中性粒细胞百分数	0.819 ↑	0.400~0.750		平均血红蛋白量	34.7 ↑	27.0~34.0	pg
嗜酸性粒细胞百分数	0.007	0.004~0.080		平均血红蛋白浓度	332	316~354	g/L
嗜碱性粒细胞百分数	0.000	0.000~0.010		RBC体积分布宽度	15.6 ↑	0.0~15.0	%
单核百分数	0.054	0.030~0.100		RBC体积分布SD值	59.1 ↑	37.0~50.0	fl
淋巴百分数	0.120 ↓	0.200~0.500		*血小板	131	125~350	$\times 10^9$/L
嗜酸性粒细胞绝对值	0.05	0.02~0.50	$\times 10^9$/L	血小板压积	0.14	0.11~0.27	L/L

续表

检验项目	结果	参考范围	单位	检验项目	结果	参考范围	单位
中性粒绝对值	6.06	1.80～6.30	×10⁹/L	平均血小板体积	10.9	8.9～11.5	fl
单核绝对值	0.40	0.10～0.60	×10⁹/L	血小板分布 SD 值	12.0	9.0～17.0	fl
淋巴绝对值	0.89 ↓	1.10～3.20	×10⁹/L	大型血小板比率	32.40	13.00～43.00	
嗜碱性粒绝对值	0.00	0.00～0.06	×10⁹/L	* 幼稚细胞百分数*	未检到	0.00～0.00	
* 红细胞	3.95	3.80～5.10	×10¹²/L	异淋百分数	未检到	0.000～0.000	
* 血红蛋白	137	115～150	g/L	有核红细胞/100WBC	未检到		%
红细胞压积	0.413	0.350～0.450	L/L	* 标本镜检情况	已镜检		

2)C 反应蛋白:57.8mg/L。

3)降钙素原:69.66ng/ml。

4)血培养。

检到一种菌		无乳链球菌					
无乳链球菌	细菌说明	抗生素名	解释	结果	单位	方法	折点
注释:	S 表示敏感	青霉素 G	S	≤0.12	ug/ml	MIC	≤0.12,——
	I 表示中介	氨苄西林	S	≤0.25	ug/ml	MIC	≤0.25,——
	R 表示耐药	克林霉素	R	≤0.25	ug/ml	MIC	≤0.25,≥1
	SDD 表示剂量依赖性敏感	万古霉素	S	≤0.5	ug/ml	MIC	≤1,——
	MIC 最低抑菌浓度	替考拉宁	S		ug/ml	MIC	
	KB 琼脂扩散法	利奈唑胺	S	2	ug/ml	MIC	≤2,——
	Etest 浓度梯度琼脂扩散试验	奎奴/达福普汀	S	≤0.25	ug/ml	MIC	≤1,≥4
		四环素	R	≥16	ug/ml	MIC	≤2,≥8
		替加环素	S	≤0.12	ug/ml	MIC	
		环丙沙星	S	≤0.5	ug/ml	MIC	
		左旋氧氟沙星	S	0.5	ug/ml	MIC	≤2,≥8
		莫西沙星	S	≤0.25	ug/ml	MIC	
		呋喃妥因	S	≤16	ug/ml	MIC	

5)脑脊液常规。

检验项目	结果	提示	参考范围	单位
颜色	淡黄色			
透明度	浑浊			

检验项目	结果	提示	参考范围	单位
白细胞计数	4240	↑	0～10	/μl
红细胞计数	6	↑	0～0	/μl
分叶核百分率	96			%
淋巴细胞百分数	4			%
潘氏试验	＊阳性＊		阴性	

6)脑脊液生化。

检验项目	结果	提示	参考范围	单位
蛋白定量	1826	↑	120～600	mg/L
葡萄糖(脑脊液)	1.2	↓	2.2～3.9	mmol/L
氯化物	119	↓	120～130	mmol/L

7)脑脊液培养。

检到一种菌		无乳链球菌					
无乳链球菌	细菌说明	抗生素名	解释	结果	单位	方法	折点
注释:	S 表示敏感	青霉素 G	S	≤0.12	ug/ml	MIC	≤0.12，－－
	I 表示中介	氨苄西林	S	≤0.25	ug/ml	MIC	≤0.25，－－
	R 表示耐药	克林霉素	R	≤0.25	ug/ml	MIC	≤0.25，≥1
	SDD 表示剂量依赖性敏感	万古霉素	S	≤0.5	ug/ml	MIC	≤1，－－
	MIC 最低抑菌浓度	替考拉宁	S		ug/ml	MIC	
	KB 琼脂扩散法	利奈唑胺	S	2	ug/ml	MIC	≤2，－－
	Etest 浓度梯度琼脂扩散试验	奎奴/达福普汀	S	≤0.25	ug/ml	MIC	≤1，≥4
		四环素	R	≥16	ug/ml	MIC	≤2，≥8
		替加环素	S	≤0.12	ug/ml	MIC	
		环丙沙星	S	≤0.5	ug/ml	MIC	
		左旋氧氟沙星	S	1	ug/ml	MIC	≤2，≥8
		莫西沙星	S	≤0.25	ug/ml	MIC	
		呋喃妥因	S	≤16	ug/ml	MIC	

第 3 幕

儿科钱医生叙述:完善了一些相关检查,我们明确了小宝宝发热和哭闹不安的原因,给予针对性的治疗,3 天后复查相关检查提示各项指标有明显的改善(见下表)。但是接下来的2、3周小宝宝的体温反反复复(见体温曲线图),我们马上为宝宝安排了再次腰椎穿刺复查脑脊液及头颅MRI检查,看到结果后,我们最担心的事情还是发生了。

1)血常规。

检验项目	结果	参考范围	单位	检验项目	结果	参考范围	单位
* 白细胞	19.23 ↑	3.50～9.50	10^9/L	平均红细胞体积	97.1	82.0～100.0	fl
中性粒细胞百分数	0.787 ↑	0.400～0.750		平均血红蛋白量	34.0	27.0～34.0	pg
嗜酸性粒细胞百分数	0.004	0.004～0.080		平均血红蛋白浓度	350	316～354	g/L
嗜碱性粒细胞百分数	0.002	0.000～0.010		RBC体积分布宽度	15.5 ↑	0.0～15.0	%
单核百分数	0.045	0.030～0.100		RBC体积分布SD值	55.1 ↑	37.0～50.0	fl
淋巴百分数	0.162 ↓	0.200～0.500		* 血小板	154	125～350	10^9/L
嗜酸性粒细胞绝对值	0.07	0.02～0.50	10^9/L	血小板压积	0.18	0.11～0.27	L/L
中性粒绝对值	15.15 ↑	1.80～6.30	10^9/L	平均血小板体积	11.8 ↑	8.9～11.5	fl
单核绝对值	0.86 ↑	0.10～0.60	10^9/L	血小板分布SD值	13.7	9.0～17.0	fl
淋巴绝对值	3.12	1.10～3.20	10^9/L	大型血小板比率	37.30	13.00～43.00	
嗜碱性粒绝对值	0.03	0.00～0.06	10^9/L	* 幼稚细胞百分数 *	未检到	0.00～0.00	
* 红细胞	3.82	3.80～5.10	10^{12}/L	异淋百分数	未检到	0.000～0.000	
* 血红蛋白	130	115～150	g/L	有核红细胞/100WBC	未检到		%
红细胞压积	0.371	0.350～0.450	L/L	* 标本镜检情况	已镜检		

2)C反应蛋白:12.4mg/L。

3)降钙素原:5.81ng/ml。

4)脑脊液常规。

检验项目	结果	提示	参考范围	单位
颜色	淡黄			
透明度	微混			
白细胞计数	260	↑	0～10	μl
红细胞计数	1	↑	0～0	μl
分叶核百分率	4			%
淋巴细胞百分数	87			%
内皮细胞百分数	9			%
潘氏试验	* 阳性 *		阴性	
葡萄糖(脑脊液)	1.3	↓	2.2～3.9	mmol/L
氯化物	114	↓	120～130	mmol/L

5)脑脊液生化:蛋白定量 2250mg/L。

6)脑脊液培养:无细菌、真菌生长。

7)体温变化图。

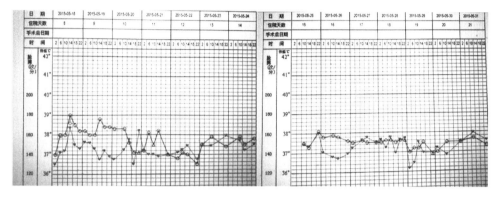

8)头颅 MRI(提示:左侧侧脑室少量积脓)。

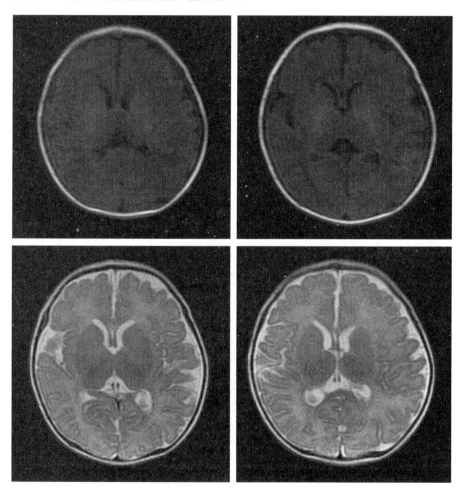

第4幕

儿科钱医生叙述:虽然小宝宝在治疗过程中出现了并发症,但我们没有气馁,最终在长达8周的抗生素治疗下,小宝宝侧脑室积脓吸收,脑脊液恢复正常,健康出院了。

周女士自述:谢谢医生的精心治疗,宝宝恢复了健康,再也不痛了,我和老公好开心。

辅助检查如下:

1)脑脊液常规。

检验项目	结果	提示	参考范围	单位
颜色	无色			
透明度	清			
白细胞计数	8		0～10	μl
红细胞计数	810	↑	0～0	μl
分叶核百分率	\			%
淋巴细胞百分数	\			%
内皮细胞百分数	\			%
潘氏试验	*弱阳性*		阴性	
葡萄糖(脑脊液)	1.8	↓	2.2～3.9	mmol/L
氯化物	119	↓	120～130	mmol/L

2)脑脊液生化:蛋白定量816mg/L。

3)脑脊液培养:无细菌、真菌生长。

案例五　隐形杀手

第1幕

朱先生自述:我是一个普通的公司职员,跟老婆结婚一年多就有了自己的宝宝,怀孕时的检查一切正常。2017年1月1日,老婆痛了一天多,顺产生了一个男宝宝,七斤二两呢。宝宝刚出生的时候一切正常。可是,没过几天,就感觉宝宝不太对劲,变得特别爱睡,吃的比以前少了,也不怎么哭了,好不容易弄醒他,吃了没几口又睡了,有时候手脚还会抖动几下、抽一下,熬了2天,家里人越来越担心,就送到医院去看,当天就住到新生儿科病房了。医生说宝宝的情况不太好,最好转到大医院详细查一下。我们就想不通,生下来还能吃能哭的宝宝,又没发烧,也没有摔着、碰着,怎么会不好了呢?

第2幕

当地医院儿科吴医生叙述:这个宝宝生后3～4天就逐渐出现嗜睡、肢体震颤,伴少吃、少哭、少动、反应低下,无发热,无呕吐,入院以后,我们马上做了血气分析、血常规、血生化等检查。结果如下:血气分析:二氧化碳总量 14.5mmol/L,酸碱度 7.422,剩余碱－5.6mmol/L,二氧化碳分压 26.7mmHg,氧分压 252.9mmHg,标准碳酸氢根19.8mmol/L,细胞外液剩余碱－7.5mmol/L,钠 159mmol/L,钾 2.97mmol/L,钙0.8mmol/L,氯 115mmol/L,葡萄糖 4.9mmol/L,乳酸 1.1mmol/L。血常规:白细胞计数$2.5×10^9$/L,嗜中性粒细胞比率 0.221,淋巴细胞比率 0.653,嗜中性粒细胞计数 $0.55×10^9$/L,血红蛋白 161g/L,红细胞计数 $4.88×10^{12}$/L,血小板计数 $214×10^9$/L。血生化:谷丙转氨酶 11U/L,谷草转氨酶 80U/L,白蛋白 42.0g/L,球蛋白 21.5g/L,白蛋白/球蛋白 1.95,总胆红素 59.0μmol/L,直接胆红素 19.2μmol/L,间接胆红素 39.8μmol/L,尿素 12.11mmol/L,肌酐 48μmol/L,血清钙 1.75mmol/L,钠 150mmol/L,钾 3.70mmol/L,氯115.8mmol/L。

儿科吴医生叙述:我们首先考虑宝宝反应低下和感染有关,给予抗生素、纠酸等相应治疗。宝宝嗜睡加重,后呈昏迷状态,呼吸不规则,予气管插管及机械通气支持,并进一步完善血氨等检查。由于病情危重,与家属沟通后,邀请上级医院的新生儿科医生来院会诊。

检查结果如下:血氨 545μmol/L。凝血功能:血浆凝血酶原时间测定 11.9 秒,国际标准化比率 1.08,活化部分凝血活酶 37.9 秒,凝血酶时间 21.1 秒,纤维蛋白原 2.99g/L。

第3幕

上级医院新生儿科陈医生叙述:查看小宝宝的病史后,发现宝宝出生时吃奶、反应尚可,但出生后 3～4d 逐渐出现嗜睡、反应低下、少吃少哭少动,伴肢体震颤,并且呈越来越重的趋势,结合血氨高、血气分析提示反复代谢性酸中毒。而且从宝宝身上闻到一股特殊气味,判断这一切的"元凶"不是感染,而是藏在宝宝体内的"隐形杀手"——遗传代谢性疾病,尤其是氨基酸代谢异常可能性大,建议禁食,降血氨(精氨酸＋苯甲酸钠),营养液仅补充葡萄糖、电解质以维持生命所需。

第4幕

儿科吴医生叙述:宝宝经过相应的治疗,血氨逐渐降至正常(图 1),肾功能、电解质等恢复正常,特殊臭味逐渐减轻,反应较前好转,自主呼吸尚可,3 天后予拔除气管插管,停机械通气。但是,宝宝又面临了另一个危险:血常规三系(白细胞、红细胞及血小板)呈进行性下降(表 1)。

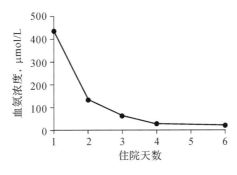

图 1 血氨下降趋势

表 1　血常规结果

项目	结果	参考值	单位	项目	结果	参考值	单位
白细胞计数(WBC)	1.6 ↓	5～12	10^9/L	平均红细胞血红蛋白浓度	338	310～370	g/L
嗜中性粒细胞比率(Neu)	0.115			红细胞体积分布宽度-CV	14.1	11～15	%
淋巴细胞比率(Lym)	0.712			红细胞体积分布宽度-SD	49.20		fL
单核细胞比率(Mon)	0.103			血小板计数(PLT)	4 ↓	100～300	10^9/L
嗜酸性粒细胞比率(Eos)	0.032			中毒颗粒	阴性		
嗜碱性粒细胞比率(Bas)	0.038			有核红细胞计数	0.000		/100WBC
异性淋巴细胞	未找到			●标本情况	已镜检		
幼稚细胞	未找到						
嗜中性粒细胞计数	0.184		10^9/L				
淋巴细胞计数	1.139		10^9/L				
单核细胞计数	0.165		10^9/L				
嗜酸性粒细胞计数	0.051		10^9/L				
嗜碱性粒细胞计数	0.061		10^9/L				
血红蛋白(Hb)	101 ↓	110～160	g/L				
红细胞计数(RBC)	3.00 ↓	4～5.5	10^{12}/L				
红细胞压积	0.299 ↓	0.370～0.540					
平均红细胞体积	99.7	80～100	fL				
平均红细胞血红蛋白量	33.7 ↑	26～32	pg				

　　血液科李医生叙述:接到新生儿科的会诊要求,考虑宝宝三系下降,查体:面色略苍白,全身散在针尖大小出血点,肝脾肋下未及肿大,首先考虑原发病累及,血液系统恶性疾病待排。建议新鲜冰冻血浆(FFP)及血小板支持,病情允可予骨穿协诊,动态监测血常规及凝血功能。

第 5 幕

　　新生儿科陈医生叙述:小宝宝经输血浆及血小板等相应的治疗后,血小板升至正常,血白细胞也逐渐回升,结合宝宝的血、尿遗传代谢性疾病筛查结果(表2、表3)——终于抓到"真凶"了。

表 2　遗传代谢病氨基酸和酰基肉碱谱分析报告(1)

项目	结果	参考值		项目	结果	参考值	
丙氨酸(Ala)	123.73	100.00～450.00		乙酰肉碱(C2)	14.82	5.00～55.00	
天冬氨酸(Asp)	36.21	8.00～60.00		丙酰肉碱(C3)	0.37	0.40～5.00	↓
谷氨酸(Glu)	196.99	80.00～350.00		丙二酰肉碱(C3DC)	0.08	0.02～0.20	
甲硫氨酸(Met)	9.71	8.50～45.00		丁酰肉碱(C4)	0.25	0.06～0.50	
苯丙氨酸(Phe)	41.65	25.00～120.00		3-羟基丁酰肉碱(C4—OH)	4.72	0.04～0.50	↑
酪氨酸(Tyr)	47.34	25.00～250.00		丁二酰肉碱(C4DC)	0.28	0.09～1.00	
亮氨酸(Leu)	38.10	60.00～250.00	↓	异戊酰肉碱(C5)	62.77	0.04～0.70	↑
色氨酸(Trp)	34.78	20.00～70.00		异戊烯酰肉碱(C5：1)	0.01	0.01～0.05	
缬氨酸(Val)	72.14	55.00～200.00		3-羟基异戊酰肉碱(C5—OH)	0.19	0.05～0.60	
精氨酸(Arg)	2.96	1.00～45.00		戊二酰肉碱(C5DC)	0.12	0.02～0.25	
瓜氨酸(Cit)	7.86	5.00～30.00		己酰肉碱(C6)	0.16	0.02～0.15	↑
甘氨酸(Gly)	219.79	100.00～500.00		己烯酰肉碱(C6：1)	0.02	0.01～0.10	
鸟氨酸(Orn)	35.60	8.00～85.00		3-羟基己酰肉碱(C6—CH)	0.03	0.01～0.10	
谷氨酰胺(Gln)	4.71	1.50～90.00		己二酰肉碱(C6DC)	0.03	0.01～0.15	
组氨酸(His)	88.85	15.00～550.00		辛酰肉碱(C8)	0.15	0.02～0.25	
丝氨酸(Ser)	79.02	35.00～250.00		辛烯酰肉碱(C8：1)	0.06	0.02～0.40	
苏氨酸(Thr)	30.57	25.00～150.00		辛二烯酰肉碱(C8：2)	0.02	0.01～0.06	
脯氨酸(Pro)	415.65	450.00～2700.00	↓	辛二酰肉碱(C8DC)	0.02	0.01～0.10	
Arg/Orn	0.08	0.05～1.50		葵酰肉碱(C10)	0.11	0.01～0.30	
Cit/Arg	2.65	0.35～8.00		葵烯酰肉碱(C10：1)	0.11	0.02～0.25	
Orn/Cit	4.53	0.90～7.00		葵二酰肉碱(C10：2)	0.06	0.01～0.10	
Met/Phe	0.23	0.20～1.00		葵二酰肉碱(C10DC)	0.21	0.06～1.00	
Leu/Phe	0.92	1.40～6.00	↓	月桂酰肉碱(C12)	0.09	0.03～0.40	
Phe/Tyr	0.88	0.20～2.00		月桂烯酰肉碱(C12：1)	0.07	0.01～0.35	
Gly/Phe	5.28	2.50～12.00		月桂二烯酰肉碱(C12：2)	0.02	0.01～0.05	
Tyr/Phe	1.14	0.60～5.50		3-羟基月桂酰肉碱(C12—OH)	0.02	0.01～0.10	
Glu/Cit	25.07	5.50～50.00		月桂二酰肉碱(C12DC)	0.09	0.02～0.40	
His/Phe	2.13	0.25～12.00		肉豆蔻酰肉碱(C14)	0.10	0.06～0.45	
Thr/Phe	0.73	0.50～4.50		肉豆蔻烯酰肉碱(C14：1)	0.09	0.02～0.35	
Trp/Phe	0.84	0.40～2.00		肉豆蔻二烯酰肉碱(C14：2)	0.04	0.01～0.10	
Cit/Phe	0.19	0.10～0.70		3-羟基肉豆蔻酰肉碱(C14—OH)	0.03	0.01～0.10	
Glu/Phe	4.73	1.50～9.00		肉豆蔻二酰肉碱(C14DC)	0.01	0.01～0.10	
游离肉碱(C0)	39.77	9.50～60.00		棕榈酰肉碱(C16)	1.88	0.45～6.00	

结果单位 μm

表 3　遗传代谢病氨基酸和酰基肉碱谱分析报告(2)

项目	结果	参考值		项目	结果	参考值	
棕榈烯酰肉碱(C16:1)	0.14	0.03~0.50		C5-OH/C8	1.30	0.50~12.00	
棕榈二烯酰肉碱(C16:2)	0.01	0.01~0.10		C5DC/C3	0.31	0.01~0.25	↑
羟基棕榈酰肉碱(C16-OH)	0.02	0.01~0.10		C5DC/C8	0.80	0.25~4.50	
3-羟基棕榈烯酰肉碱(C16:1-OH)	0.06	0.01~0.10		C5DC/C16	0.06	0.01~0.20	
棕榈二酰肉碱(C16DC)	0.01	0.01~0.10		C6/C3	0.42	0.01~0.15	↑
十八碳酰肉碱(C18)	0.64	0.20~1.80		C8/C3	0.39	0.01~0.20	↑
十八碳烯酰肉碱(C18:1)	0.64	0.40~2.50		C8/C10	1.27	0.25~2.50	
十八碳二烯酰肉碱(C18:2)	0.10	0.06~0.80		C10/C3	0.31	0.01~0.25	↑
3-羟基十八碳酰肉碱(C18-OH)	0.01	0.01~0.10		C12/C3	0.25	0.01~0.40	
3-羟基十八碳烯酰肉碱(C18:1-OH)	0.03	0.01~0.10		C14/C3	0.26	0.03~0.40	
十八碳二酰肉碱(C18DC)	0.02	0.01~0.10		C14:1/C8:1	1.33	0.20~8.50	
C3/C2	0.03	0.03~0.20		C14:1/C16	0.05	0.02~0.15	
C3DC/C4	0.31	0.10~1.50		C16/C2	0.13	0.03~0.40	
C4/C2	0.02	0.01~0.03		C16/C3	5.06	0.30~5.00	↑
C4/C3	0.66	0.03~0.40	↑	C18/C3	1.71	0.10~1.50	↑
C4-OH/C2	0.32	0.01~0.02	↑	C14-OH/C3	0.08	0.01~0.10	
C4-OH/C3	12.67	0.02~0.40	↑	C16-OH/C3	0.05	0.01~0.10	
C5/C2	4.24	0.01~0.04	↑	C18-OH/C3	0.04	0.01~0.10	
C5/C3	168.71	0.02~0.45	↑	(C16+C18:1)/C2	0.17	0.06~0.50	
C5-OH/C3	0.51	0.02~0.04	↑	C0/(C16-C18)	15.78	3.00~40.00	

结果单位 μm

尿代谢性疾病筛查提示异戊酸血症。

新生儿科陈医生叙述:确诊后,我们给予宝宝异戊酸血症专用奶粉喂养,并逐渐加量至全量喂养,期间监测血氨、血常规、血生化,经过 15 天的治疗,宝宝终于可以出院了。

案例六　早到的天使

第 1 幕

陈女士自述:我是一名 32 岁的自由职业者,结婚后曾经宫外孕一次,之后一直没有怀孕,经过多次试管婴儿,几经周折后终于有了自己的宝宝。怀孕后,按时去医院产检,每次产检都提示宝宝发育很正常,可在怀孕 24 周的时候,我出现了先兆流产的表现,最后在产科医生的帮助下,我顺利生了一个 730g 的女宝宝。

第 2 幕

儿科张医生叙述:上班的时候突然接到了产科医生的电话,告诉我有个 24 周的宝宝在分娩,我立刻和杜医生准备好了复苏需要的物品,并告诉护士马上开启暖箱,准备迎接小宝宝的到来。小宝宝生后不会哭,我和杜医生马上对小宝宝进行评估,宝宝全身皮肤青紫,没有呼吸,心跳不到 60 次/min,胳膊和腿也没有什么动作。我们马上对宝宝进行了抢救,到 5 分钟的时候宝宝呼吸、心跳恢复正常,胳膊和腿的动作比以前多了一些,小手、小脚的颜色还是有点青,我们马上把宝宝转到了新生儿重症监护病房去治疗。

第 3 幕

儿科杜医生叙述:小宝宝到我们病房后不久,就出现了呼吸费力的情况,而且症状越来越重,我们马上为小宝宝安排了胸片及血气分析检查,并且进行了呼吸机辅助通气治疗。检查结果如下:

1)胸片。

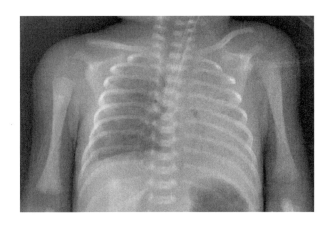

2)血气分析。

检验项目	结果	参考范围	单位	检验项目	结果	参考范围	单位
血液酸碱度	7.133 ↓	7.350~7.450		标准碳酸氢根	17.4 ↓	21.3~24.8	mmol/L
患者体温 pH	7.146 ↓	7.350~7.450		标准 pH 值	7.26		
二氧化碳分压	67.2 ↑	35.0~45.0	mmHg	氧含量	18.20		Vol%
患者体温 PCO_2	64.4 ↑	35.0~45.0	mmHg	氧饱和度	86.3 ↓	91.9~99.0	%
氧分压	71.4 ↓	80.0~100.0	mmHg	肺动脉氧分压	73.30		mmHg
患者体温 PO_2	66.7 ↓	80.0~100.0	mmHg	肺动脉氧分压(pt)	77.20		mmHg
*剩余碱	−8.4 ↓	−3.0~3.0	mmol/L	肺动脉氧分压差	1.9 ↓	5.0~30.0	mmHg
细胞外液碱储量	−7.10		mmol/L	肺动脉氧分压差(pt)	10.4	5.0~30.0	mmHg
缓冲碱	39.6 ↓	45.0~52.0	mmol/L	FiO_2	0.21		
碳酸氢根	22.0	21.4~27.3	mmol/L	氢离子浓度	71.50		nmol/L
二氧化碳总量	20.5 ↓	22.0~28.0	mmol/L				

第 4 幕

儿科张医生叙述:我们根据胸片、血常规、CRP 及血气分析等结果对小宝宝进行了相应的处理后,小宝宝呼吸情况逐渐好转。接下来的 2~3 天里,小宝宝偶尔会出现呼吸、心率、氧饱和度下降,血糖水平偏高,并且皮肤黄得很快、很严重,我们再次为小宝宝安排了胸片、血常规、C 反应蛋白、血培养、痰培养等检查。检查结果如下:

1)胸片。

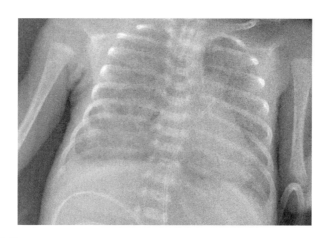

2)血糖变化曲线。

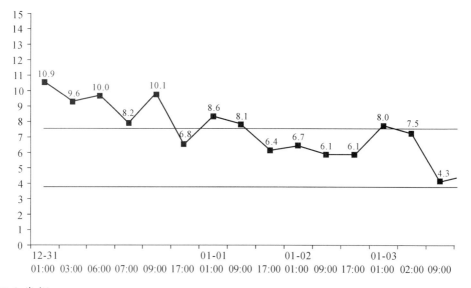

3)血常规。

检验项目	结果	参考范围	单位	检验项目	结果		参考范围	单位
*白细胞	5.37	3.50~9.50	×10⁹/L	RBC 体积分布宽度	15.2	↑	0.0~15.0	%
中性粒百分数	0.550	0.400~0.750		RBC 体积分布 SD 值	65.7	↑	37.0~50.0	fl

续表

检验项目	结果	参考范围	单位	检验项目	结果	参考范围	单位
嗜酸性粒百分数	0.000 ↓	0.004～0.080		* 血小板	193	125～350	×10⁹/L
嗜碱性粒百分数	0.000	0.000～0.010		血小板压积	0.21	0.11～0.27	L/L
单核百分数	0.170 ↑	0.030～0.100		平均血小板体积	10.7	8.9～11.5	fl
淋巴百分数	0.270	0.200～0.500		血小板分布SD值	11.3	9.0～17.0	fl
* 红细胞	3.93	3.80～5.10	×10¹²/L	大型血小板比率	27.30	13.00～43.00	
* 血红蛋白	157 ↑	115～150	g/L	* 幼稚细胞百分数 *	0.010 ↑	0.00～0.00	
红细胞压积	0.453 ↑	0.350～0.450	L/L	异淋百分数	未检到	0.000～0.000	
平均红细胞体积	115.3 ↑	82.0～100.0	fl	有核红细胞/100WBC	11		‰
平均血红蛋白量	39.9 ↑	27.0～34.0	pg	* 标本镜检情况：	已镜检		
平均血红蛋白浓度	347	316～354	g/L				

4)血培养:培养5天无细菌及真菌生长。

第5幕

儿科王医生叙述:小宝宝经过相应的治疗后,上述症状消失,血糖恢复正常,皮肤黄的情况逐渐消退了,但到小宝宝生下来28天的时候,还是需要呼吸机帮助呼吸。我们再次为小宝宝安排了胸片和血糖检查,结果如下:

1)胸片。

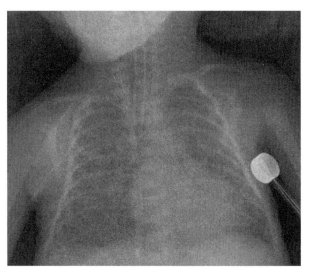

2)血糖变化曲线。

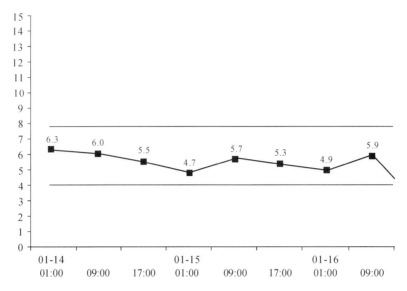

第 6 幕

儿科张医生叙述:经过我们利尿、地塞米松治疗后,小宝宝逐渐脱离了呼吸机和氧气治疗,体重也慢慢增加了。住院期间,做了多次的眼底检查,均提示正常。最后,经过 113 天的精心治疗,小宝宝终于出院回家。

第九章　传染病与感染

案例一　发热不退的小黄

第1幕

黄女士自述:我今年24岁,福建人,平常体健,已婚,育有1子。我是公司职员,偶尔加班。40天前我突然感觉畏寒,而后开始出现发热,第一次测体温38.5℃,一般体温波动于38～39.5℃之间,偶有寒战,无咳嗽、咳痰,无腹痛、腹泻,无恶心、呕吐,无尿频、尿急、尿痛,无关节肿痛、皮疹,当时曾经到当地诊所就诊,服用"美林"退热,注射消炎针(具体记不清楚了),仍然发热。2周前到当地医院就诊。

第2幕

2周前黄女士在当地医院住院,曾先后予"头孢噻肟针、甲硝唑针、头孢哌酮/舒巴坦针、美罗培南针、万古霉素针"等抗感染治疗,体温仍波动于38～39℃。化验结果如下:

(1)阴道B超:左附件区囊性肿物性质待定,盆腔积液;

(2)液基薄层细胞学诊断:宫颈良性病变(炎症性改变);

(3)骨髓象提示感染;

(4)胸腹部CT:胸部CT平扫未见明显异常;盆腔积液;左侧附件区囊性占位;

(5)盆腔MR:①盆腔炎性病变,盆腔积液;②子宫后壁信号不均匀(炎性病变?),左侧卵巢囊肿(伴出血或蛋白沉着);

(6)血常规:白细胞$10.0×10^9$/L,中性粒细胞83.41%,血红蛋白102g/L,血小板$410×10^9$/L。

第3幕

黄女士在当地医院治疗后仍然发热,遂转院。自述发病以来,体重下降4.5kg左右。入院后,医生根据她的病情很快做了查体:T 36.2℃,P 80次/min,BP 110/78mmHg,R 20次/min,颜面苍白,睑结膜苍白,皮肤巩膜无黄染,全身浅表淋巴结未触及。双肺呼吸音清,未闻及干湿性啰音,心律齐,未闻及杂音及心包摩擦音。腹平软,左下腹有压痛,无反跳痛,未触及肿块,肝脾肋下未触及,Murphy征阴性,肝区、肾区无叩击痛,移动性浊音(一),双下肢无浮肿。

入院后拟诊断为"发热待查:盆腔感染?"予泰能针1.0 ivgtt q8h、阿奇霉素片0.5qd抗感染及对症支持治疗,体温仍波动于37～40.5℃(图1),畏寒、寒战等毒血症状不明显,左下腹局限压痛明显,结合B超提示盆腔积液,联系妇科立即行后穹窿穿刺,穿刺液示"黄色、浑浊,有核细胞数7360/ul,红细胞数480/ul,分叶核55%,淋巴细胞45%,腺苷脱氨酶86U/L,总蛋白定量25.6g/L,乳酸脱氢酶1287U/L,葡萄糖6.0mmol/L",病理见"多量以中性粒细胞为主的炎症细胞,未见肿瘤细胞,提示为渗出液",继续泰能针治疗4天,效果欠佳。

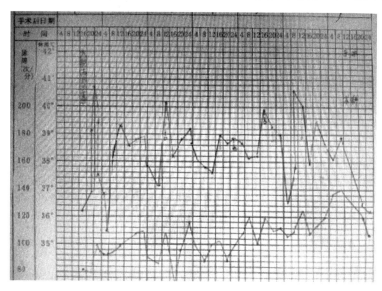

图1　第1周体温单

检查结果:

(1)血常规:白细胞8.65×10^9/L,中性粒细胞0.804,血小板331×10^9/L,血红蛋白97g/L;

(2)血沉40mm/h;C-反应蛋白55.20mg/L;CA125 655.5U/ml;

(3)肥达氏阴性;T-spot阴性;

(4)胸部CT未见异常,腹部CT示"胆囊炎伴胆囊窝积液,不排除胆囊结石、腹腔积液、弥漫性腹膜炎可能;脾脏较肿大"(图2、图3、图4);

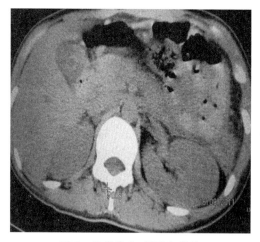

图2　胆囊增大、胆囊窝积液

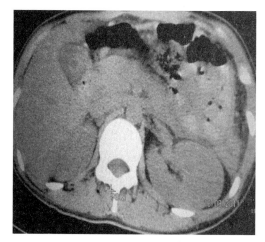

图3　降结肠壁增厚

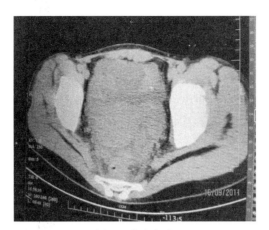

图 4 盆腔积液

第 4 幕

黄女士仍反复发热,加用稳可信针 1.0 ivgtt q12h 加强覆盖阳性菌治疗。当天 12:30 她突然出现左下腹剧痛,未向他处反射,无腹胀、腹泻,无恶心、呕吐,无呕血、黑便,予 654－2 针后左下腹剧痛缓解。16:30 左右开始解鲜血便,伴有血压下降至 76/40mmHg,予补液、升压、输血等治疗。至次日 8:00 共出血 1360ml。查血红蛋白、血小板呈进行性下降,鱼精蛋白副凝试验阳性,纤维蛋白原 0.65g/L。

第 5 幕

医生给黄女士急诊行 DSA 检查:降结肠处可见一团块状畸形血管团,见造影剂外溢现象。而后普外科急诊手术。术中发现:降结肠后壁可见一片 5cm×5cm 左右溃疡状病灶,空肠距 Treize 韧带 50cm 处可见一段肠管穿孔,孔径约半周肠径,肠系膜根部可及大量肿大淋巴结。行"降结肠部分切除,横结肠造瘘,小肠部分切除术"。术后诊断"急性腹膜炎,降结肠出血、空肠穿孔"。术后转 ICU 继续泰能针抗感染治疗,次日转回普外科。

第 6 幕

术后第 4 天肝功能损害加重,TBIL 87μmol/L,ALB 23.4g/L,ALT 103U/L,AST 180U/L。术后第 5 天腹腔引流液开始增多,血红蛋白下降,体温再次升高。术后第 8 天再次手术发现腹腔内大量肠液渗出,原吻合口完整,距回盲部约 40cm 处的小肠见一穿孔约 2cm×1cm 大小,距穿孔远端 10cm 处小肠黏膜缺损,浆膜完整,肠系膜根部可及大量肿大淋巴结。结肠未见明显穿孔出血。行"小肠部分切除,腹腔冲洗引流术"。术中冰冻报告:恶性淋巴瘤。术后病理:"小肠及肠周淋巴结、降结肠符合结外 NK/T 细胞淋巴瘤"。

案例二 肝病的困扰

第 1 幕

林大爷自述:我今年 64 岁,8 年前劳累后出现乏力,休息后不能缓解,食欲减退,厌油,伴尿黄、眼黄,逐渐加重,到当地医院就诊。当时我平素体健,无类似病史,有饮啤酒史30年余,1000ml/d。家族中父亲死于肝硬化,两个哥哥、妹妹均有肝病。

入院后医生给林大爷查体:T 36.8℃,P 76次/min,BP 120/76mmHg,R 20次/min,面色晦暗,皮肤巩膜黄染,有肝掌、蜘蛛痣,未见出血点,全身浅表淋巴结未触及,心肺听诊无异常,腹软,无压痛、反跳痛,未触及肿块,肝肋下未触及,脾肋下3cm,质软,边缘光滑,无明显触痛,Murphy征阴性,肝区轻叩痛,移动性浊音(一),双下肢无浮肿。

第2幕

医生根据林大爷的病情,做了以下检查:

(1)血常规:白细胞 $3.20×10^9$/L,红细胞 $3.73×10^{12}$/L,血红蛋白120g/L,血小板 $80×10^9$/L;

(2)肝功能:总胆红素 102μmol/L,直接胆红素 84μmol/L,白蛋白 35.1g/L,丙氨酸氨基转移酶 188U/L,天冬氨酸氨基转移酶 215U/L,碱性磷酸酶 89U/L,γ谷氨酰基转移酶 212U/L;

(3)凝血酶原时间 15.1秒,凝血酶原活动度 76%,活化部分凝血活酶时间 40.9秒;

(4)血氨 37μmol/L;

(5)HBsAg 6482.0 S/CO 阳性,HBsAb 2 IU/L 阴性,HBeAg 63.6 S/CO 阳性,HBeAb 1.2 S/CO 阴性,HBcAb 0.0 S/CO 阳性;

(6)甲胎蛋白 60.89ng/ml;

(7)抗HCV 阴性,HAV-IgM 阴性,抗HEV-IgM 阴性;

(8)肝纤维谱:透明质酸 130.7ng/ml,Ⅲ型前胶原 27.4ng/ml,Ⅳ型胶原 23.1ng/ml,层粘连蛋白 24.2ng/ml;

(9)蛋白电泳:γ球蛋白 24.9%;

(10)HBV DNA 2.8E+6 IU/ml;

(11)B超:慢性肝病,脾肿大;

(12)Fibroscan:肝脏硬度中位数 12.4KPA。

第3幕

医生根据林大爷的病情及检查结果,给予保肝、降酶、退黄治疗。与林大爷沟通后,林大爷签署了知情同意书,在B超定位下行"经皮穿刺肝脏组织活检术"(图1)。

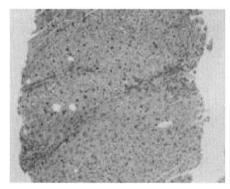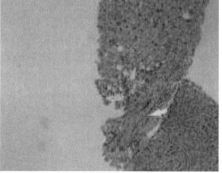

图1 肝组织病理

肝组织病理:炎症分级:多数局部管区界面炎,无融合性坏死,6个点状坏死,中度汇管区炎。肝纤维化分期(Ishak 系统):多数管区纤维间隔。总分:G5 分,F3 分。组织满意度:好,汇管区数量 6 个,中央静脉 3 个,肝细胞轻度水样变性,有肝细胞轻度脂肪变性,无肝细胞胆汁淤积,有胆管炎症和破坏,无淋巴滤泡,无中央静脉周围纤维化,无窦周纤维化。

第 4 幕

当地医生建议林大爷口服"阿德福韦酯胶囊 1# qd"抗病毒治疗。林大爷出院后一直予阿德福韦酯胶囊治疗,未定期门诊随访及复查。1 年余前开始出现行走困难,不能长时间行走,伴肌肉酸痛,在当地医院诊治(具体不详),未好转。半年余前出现乏力,以活动后明显。2 月余前自觉上述症状加重,双脚难以离开地面,行走需家人搀扶,伴腰背部疼痛,不剧、能忍,被家人送到医院,收住骨科。入院查体:生命体征稳定,皮肤巩膜无黄染,有肝掌、蜘蛛痣,心肺阴性,腹软,无压痛,肝肋下未触及,脾肋下 3cm,质软,边缘光滑,无明显触痛,移动性浊音阴性,两下肢无浮肿。颈椎、腰椎生理弧度变直,腰椎活动受限,腰椎叩痛阳性,四肢肌力 5 级,肱二头肌反射(＋＋),肱三头肌反射(＋＋),髌腱反射(＋＋),踝反射(＋＋),Babinski 征(－),Hoffmann 征(－),髌阵挛(－),踝阵挛(－)。

第 5 幕

入院后检查:

(1)血常规:白细胞 $3.13×10^9/L$,红细胞 $3.82×10^{12}/L$,血小板 $83×10^9/L$,血红蛋白 121g/L,中性粒细胞 0.714;

(2)凝血酶原活动度 86%,活化部分凝血活酶 37.9s,凝血酶原时间 14.1s;

(3)肝功能:总胆红素 16μmol/L,直接胆红素 8μmol/L,总蛋白 75.0g/L,白蛋白 35.4g/L,丙氨酸氨基转移酶 20U/L,天冬氨酸氨基转移酶 32U/L,碱性磷酸酶 258U/L,γ 谷氨酰基转移酶 27U/L;

(4)肾功能:肌酐(酶法)141μmol/L,尿素氮 4.1mmol/L,尿酸 78μmol/L;

(5)血清磷 0.38mmol/L,血清钙 1.95mmol/L,血清钾 2.75mmol/L,血清氯 115mmol/L,葡萄糖 4.3mmol/L;

(6)肌酸激酶 47U/L,乳酸(急诊)1.2mmol/L;

(7)甲胎蛋白(CLEIA)1.30ng/ml;

(8)HBsAg 阳性,HBsAb 阴性,HBeAg 阴性,HBeAb 阳性,HBcAb 阴性;

(9)HBV DNA <5.0E+2 IU/ml;

(10)尿常规:尿 pH 值 8.0,尿比重 1.005,尿蛋白(＋)g/L,尿糖＋＋＋＋mmol/L;

(11)尿 a1-微球蛋白 159.00mg/L,尿免疫球蛋白 G 53.40mg/L;

(12)尿 β2-微球蛋白 92.340μg/ml;

(13)尿肌酐清除值 58ml/min,肌酐清除率 65%;

(14)尿蛋白电泳:尿白蛋白 20.59%,尿 α2 球蛋白 25.07%,尿 γ 球蛋白 12.16%,肾小管性蛋白尿较多,为混合性蛋白尿,尿 β 球蛋白 37.52%,尿 α1 球蛋白 4.67%;

(15)尿轻链 KAP 103.00mg/L,尿轻链 LAM 69.50mg/L;

(16)尿 N 氨基葡萄糖苷酶 22.6U/L;

(17)骨密度测定:骨质疏松;

(18)普放:腰椎骨质增生,骨盆诸骨及髋关节未见明显 X 线病征;

(19)胃镜:食道静脉曲张 3 度;

(20)CT:颅脑 CT 平扫未见明显异常,两下肺少许炎性、纤维灶,两侧乳腺发育,肝硬化,脾大,食道静脉曲张,右肝小囊肿,胆囊增大,胆囊结石(图2、图3);

(21)腰椎、骶椎 MR:腰椎退变,胸腰骶椎体 T1WI 信号减低,请结合临床 T10-S1 椎体上份横行异常信号,考虑缺血性改变可能(图4)。

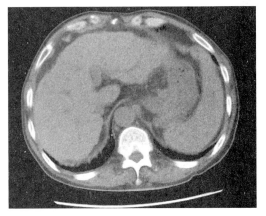
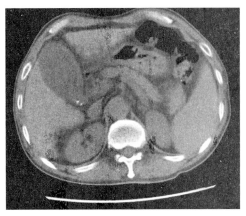

图 2　肝硬化,脾大　　　　　　　　　图 3　胆囊增大,胆囊结石

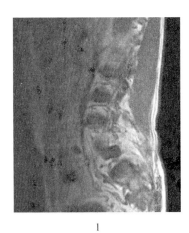
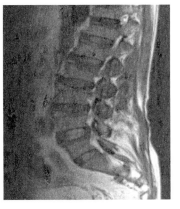

1　　　　　　　　　　　　　2

图 4　腰椎、骶椎 MR

第 6 幕

经感染内科会诊后,诊断"范科尼综合征"转科治疗。停用阿德福韦酯胶囊,改为恩替卡韦片抗病毒治疗。予复合磷酸氢钾针(泽达)、磷酸钠盐口服溶液(今辰清)补磷、钙尔奇 D 片补钙、氯化钾缓释片补钾等治疗后,肌肉酸痛、乏力缓解,能自行缓慢行走,病情好转出院。

案例三　突如其来的颈痛和发热

第1幕

汤先生,54 岁,工人,无高血压病、糖尿病、心脏病、肾病、肝炎、结核病史,无输血史。5年前因外伤致骨折在当地医院行小腿钢板内固定术,手术顺利,恢复可,现钢板已取出。有吸烟史 30 年,每天 40 支卷烟。有饮酒史 30 年,每天白酒 1 斤。20 天前突然出现颈椎旋转疼痛,活动受限,在骨科诊所予复位治疗后好转。2 周前再次出现颈椎疼痛,呈阵发性,不剧,能忍,时有胸背部疼痛,未重视。9 天前到疼痛科门诊就诊,查胸部 CT 未见异常,予"安康信片、美卓乐片、凯莱通片、氟比洛芬凝胶贴膏(泽普思)"治疗,未好转。4 天前予中医理疗后上述症状稍好转。3 天前自觉颈椎疼痛加重,左手麻木感,以左侧卧位时为著,伴反复发热,最高体温 39.2℃,无畏寒、寒战,有盗汗,伴阴囊红肿、疼痛。昨天查血常规示"白细胞 $13.27×10^9/L$",口服"左氧氟沙星片"治疗。

第2幕

入院后医生给汤先生做了查体:T 36.9℃(图 1),P 65 次/min,BP 105/61mmHg,R 20次/min,皮肤巩膜无黄染,颈软,气管居中,甲状腺无肿大,全身浅表淋巴结未触及,两肺呼吸音清,未闻及啰音,心律齐,各瓣膜区未闻及杂音,腹软,无压痛、反跳痛,肝脾肋下未触及,Murphy 征阴性,肝区、肾区无叩击痛,移动性浊音阴性,肠鸣音正常,双下肢无浮肿,右侧小腿见两条长约 10cm 陈旧性瘢痕,右侧阴囊肿大,神经系统无异常。

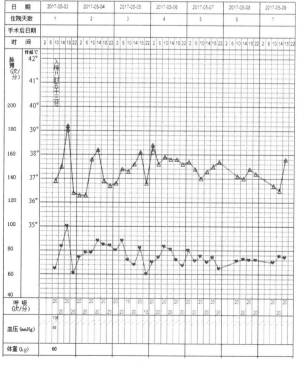

图 1　第 1 周体温

第3幕

入院后检查：

(1)血常规：红细胞 4.25×10^{12}/L，白细胞 11.78×10^9/L，血小板 142×10^9/L，中性粒细胞 0.751，血红蛋白 128g/L；

(2)C-反应蛋白 171.00mg/L；

(3)降钙素原定量 0.160ng/ml；

(4)甲胎蛋白 1.75ng/ml，糖类抗原 19—9　2.8U/ml，癌胚抗原 3.0ng/ml；

(5)血生化：白蛋白 31.8g/L，碱性磷酸酶 152U/L，葡萄糖 5.7mmol/L，血清钙 2.07mmol/L，天冬氨酸氨基转移酶 42U/L，血清磷 1.09mmol/L，总蛋白 61.2g/L，直接胆红素 7μmol/L，血清钠 133mmol/L，eGFR(估算值)116.7ml/min，总胆红素 12μmol/L，肌酐(酶法)68μmol/L，丙氨酸氨基转移酶 49U/L，尿素氮 5.5mmol/L，γ谷氨酰基转移酶 116U/L，尿酸 88μmol/L，血清钾 3.72mmol/L；

(6)甲状腺五项：促甲状腺素 1.810mIU/L，游离 T4 17.02pmol/L，三碘甲状原氨酸 0.95nmol/L，游离 T3 3.2pmol/L，甲状腺素 116.90nmol/L；

(7)梅毒 RPR 试验阴性，抗 HCV 阴性，人免疫缺陷病毒抗体阴性，梅毒特异性抗体(ELISA 法筛查)阴性；

(8)尿常规：红细胞(IQ200)16/μl，白细胞(IQ200)9/μl，尿蛋白阴性；

(9)B超：右侧睾丸、附睾及精索增大伴回声改变，炎症性；

(10)CT：右肺中叶及两下肺散在炎性灶，左侧胸腔少许积液，肝脾肿大，肝囊肿，胆囊结石；

(11)MRI：考虑颈 6、7 椎体病变伴椎旁脓肿(考虑感染)，颈椎退行性改变。

入院后予异烟肼针、利福平胶囊、拜复乐针、乙胺丁醇片治疗。请泌尿外科会诊，建议使用兼顾结核的抗生素抗感染治疗，消肿对症治疗。

第4幕

汤先生进一步检查：TSPOT 阴性；2 套血培养均提示布鲁菌属。详细询问汤先生，半年前有羊毛加工接触史 2 月。遂停用异烟肼针、乙胺丁醇片，加用米诺环素胶囊治疗后，复查：血常规：红细胞 4.04×10^{12}/L，白细胞 8.05×10^9/L，血小板 186×10^9/L，中性粒细胞 0.614，血红蛋白 120g/L，C-反应蛋白 25.10mg/L。汤先生体温恢复正常(图2)，颈痛、阴囊肿大较前改善，病情好转出院。

图2　第2周体温

第5幕

汤先生出院带药:利福平胶囊、米诺环素胶囊、左氧氟沙星片。门诊随访:体温正常,复查:血常规:白细胞 $4.48\times10^9/L$,中性粒细胞 0.478,红细胞 $4.35\times10^{12}/L$,血红蛋白 $128g/L$,血小板 $149\times10^9/L$,C-反应蛋白 $<5.0mg/L$,谷丙转氨酶 $36U/L$,天冬氨酸氨基转移酶 $28U/L$。

案例四　受发热、胸闷困扰的杨大爷

第1幕

杨大爷,77岁,农民,有高血压病6年余,服用氨氯地平片降血压治疗,平时未监测血压。有糖尿病6年余,服用二甲双胍片、格列奇特片降血糖治疗,平时未监测血糖。无肝炎、结核病史。2周余前突然出现发热,第一次体温不详,最高体温 $39.3℃$,有畏寒,无寒战,伴胸闷、呼吸费力,全身乏力感,遂到医院就诊,CT提示"胸腔积液,心包积液"(诊治不详),无明显好转,1周前转到我院。

第 2 幕

入院后检查：

(1)血常规:红细胞 4.11×10^{12}/L,白细胞 6.87×10^9/L,血小板 439×10^9/L,血红蛋白 123g/L,中性粒细胞 0.766,异淋百分数未检到;

(2)葡萄糖 15.1mmol/L,C-反应蛋白(急诊)＞90.0mg/L,天冬氨酸氨基转移酶(急诊)95U/L,谷丙转氨酶(急诊)81U/L;

(3)B 型钠尿肽 457pg/ML;

(4)肾功能、心肌酶学、PTA、AFP 均正常,HBsAg、抗 HCV、抗核抗体、ANCA 均阴性;

(5)CT:两肺多发炎症,心包及左侧胸腔积液,冠脉钙化,两肾多发小结石及囊肿,少量腹水(图 1);

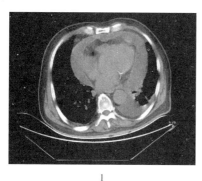 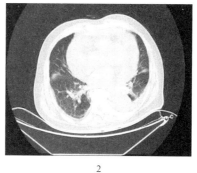

1   2

图 1   CT 结果

(6)心超:大量心包积液,右室游离壁舒张期略塌陷,左室壁增厚,左房增大,主动脉窦部及升部增宽(图 2);

主要测值:
主动脉根部内径(mm):43
左室舒张末期内径(mm):42
左室收缩末期内径(mm):30
左房内径(mm):46
室间隔厚度(mm):13
左室后壁厚度(mm):13
主肺动脉(mm):28
左室内径缩短分数(%):28.6
每搏量(mL/B):43.6
心输出量(L/min):4.3
心脏指数(L/min/m²):0
左室射血分数(%):55.5

结果所见: (透声条件及图象质量:丙)
1.左房增大,左室内径正常范围,左室壁增厚,静息状态下左室整体收缩活动尚可,节段性活动未见明显异常。
2.二尖瓣不厚,开放活动不受限,CFI示轻微至轻度二尖瓣返流。
3 主动脉窦部及升部增宽,升主动脉内径43mm,主动脉弓部及弓降部显示不清。主动脉瓣呈三叶式,开放活动不受限,CFI示轻微主动脉瓣返流。
4.右房、右室内径正常范围。三尖瓣不厚,开放活动不受限,CFI示轻微三尖瓣返流,CW据三尖瓣返流估测肺动脉收缩压38mmHg。肺动脉增宽。
5.心包腔内于左室后壁后方、左室侧壁外方、右室前壁前方、右室游离壁外方及心尖部外方分别探及收缩期深约23mm、24mm、20mm、30mm、26mm的液性暗区,暗区内见条索样回声飘动。右室游离壁舒张期略塌陷。
(注:左室功能系应用Teich公式计算所得)

结果诊断:
大量心包积液 右室游离壁舒张期略塌陷
左室壁增厚 左房增大
主动脉窦部及升部增宽

图 2   心超检查结果

入院后予舒普深针 2g ivgtt q8h、沐舒坦针等治疗,仍反复发热(图 3)。

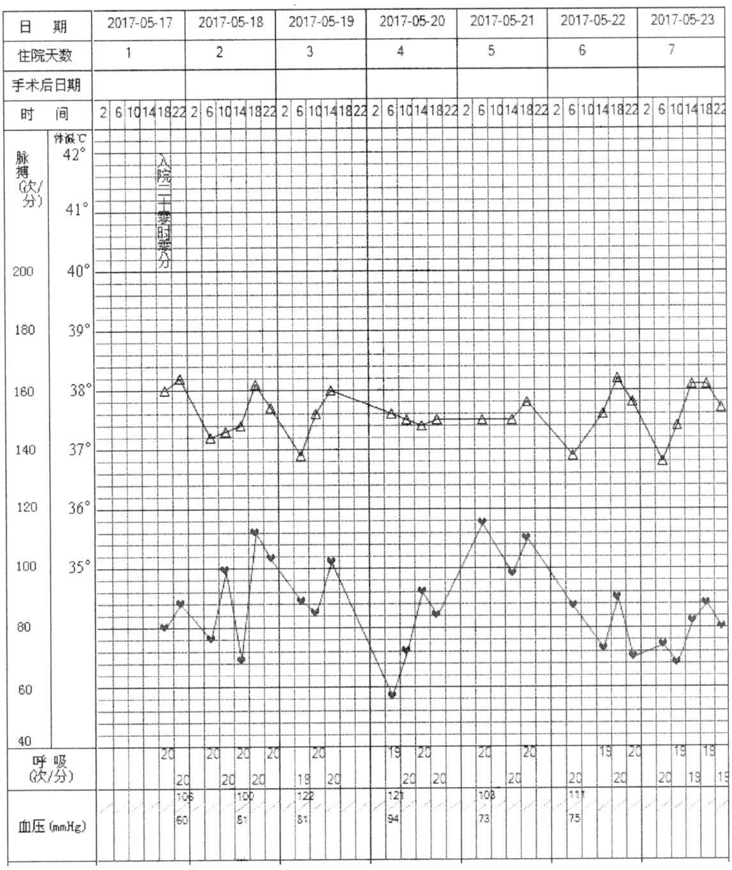

图 3　第 1 周体温

第 3 幕

杨大爷及家属签署知情同意书后:行心包穿刺术,术中引流出血性液体 200ml;行左侧胸腔内引流细管置入术,引流出淡黄色胸水。

进一步检查结果:

(1)TSPOT 阳性(抗原 A 孔:>50;抗原 B 孔:>20);

(2)心包液:浑浊,红色,有核细胞计数 1240/μl,单核巨噬细胞百分率 17%,分叶核百分率 19%,利凡他试验阳性,红细胞计数 55680/μl,淋巴细胞百分率 64%,腺苷脱氨酶 52U/L,葡萄糖 5.56mmol/L,总蛋白定量 51.50g/L,乳酸脱氢酶 474.00U/L;

(3)胸水:浑浊,黄色,有核细胞计数 160/μl,淋巴细胞百分率 77%,单核巨噬细胞百分率 4%,间皮细胞百分率 8%,分叶核百分率 11%,利凡他试验阳性,红细胞计数 3640/μl,胸水腺苷脱氨酶 14.00U/L,总蛋白定量 34.20g/L,乳酸脱氢酶 114.00U/L,葡萄糖 13.39mmol/L,甲胎蛋白 1.07μg/L,糖类抗原 Ca125 113.90U/ml,糖类抗原 Ca153 8.20μg/L,癌胚抗原 0.97μg/L,铁蛋白 5076.00μg/L,糖类抗原 Ca199 13.30U/ml;

(4)心包积液病理:见淋巴细胞为主的炎症细胞,未见肿瘤细胞。

第 4 幕

医生诊断"结核性心包积液、结核性胸腔积液",与杨大爷及家属沟通后,停用舒普深针,改为利福平胶囊、乙胺丁醇片、左氧氟沙星片、异烟肼针抗结核治疗。而后杨大爷体温逐渐恢复正常,拔除左侧胸腔闭式引流细管,拔除心包积液引流管,病情好转出院。

出院前复查:

(1)心超:心包脏层增厚,左室壁增厚,左房轻度增大,二尖瓣后叶瓣环局部钙化,主动脉窦部及升部增宽,主动脉瓣局部钙化,轻度肺动脉高压伴轻度三尖瓣反流(图4);

主要测值:
主动脉根部内径(mm):43
左室舒张末期内径(mm):48
左室收缩末期内径(mm):31
左房内径(mm):41
室间隔厚度(mm):12
左室后壁厚度(mm):12
主肺动脉(mm):32
左室内径缩短分数(%):35.4
每搏量(mL/B):69.6
心输出量(L/min):5.4
左室射血分数(%):64.7

结果所见: (透声条件及图象质量:乙)
1.左房轻度增大,左室内径正常范围,左室壁增厚,静息状态下左室整体收缩活动尚可,节段性活动未见明显异常。
2.二尖瓣不厚,后叶瓣环局部回声增强,开放活动不受限,CFI示轻微至轻度二尖瓣返流。
3.主动脉窦部及升部增宽,升主动脉内径43mm,主动脉瓣呈三叶式,局部回声增强,开放活动不受限,CFI示轻微主动脉瓣返流。
4.右房、右室内径正常范围。三尖瓣不厚,开放活动不受限,CFI示轻度三尖瓣返流,CW据三尖瓣返流估测肺动脉收缩压42mmHg。肺动脉增宽。
5.心包腔内未探及超过正常范围的液性暗区,心包脏层增厚,最厚处约11mm,回声偏强。
(注:左室功能系应用Teich公式计算所得)

结果诊断:
心包脏层增厚
左室壁增厚 左房轻度增大
二尖瓣后叶瓣环局部钙化
主动脉窦部及升部增宽 主动脉瓣局部钙化
轻度肺动脉高压伴轻度三尖瓣返流

图 4 心超复查结果

(2)CT:两肺多发炎症,纵隔多发淋巴结显示伴部分轻度增大,心包积液引流后改变,冠脉多发钙化,两侧胸腔积液伴邻近肺组织膨胀不全,胆囊小结石(图5)。

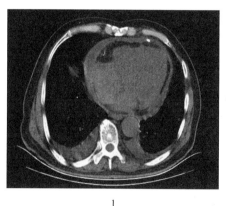 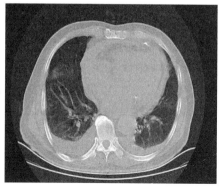

1   2

图 5 CT 结果

第十章　内分泌系统与代谢性疾病

案例一　莫名其妙的烦躁

第 1 幕

白先生,22 岁,身高 182cm,体重 65kg,是一名公司职员。近一年来,白先生经常感到莫名的心慌,开始还没有很在意,考虑或许是因为上班太累了。但是,随着时间的推移,这种心慌的感觉越来越频繁,容易出汗,双手脚颤抖不适,伴进行性手脚无力,容易感到饥饿,胃口也比以前好,但是比原来还瘦了些。平时很烦躁,晚上总睡不好。白先生对镜子看看,发现自己的脖子比以前粗了些。听同事说,这可能是内分泌出问题了。这两天终于抽出时间挂了内分泌科的门诊。

在内分泌门诊,龚医生接待了他。听了白先生的叙述,龚医生给白先生做了体格检查。体检发现:体温 36.8℃,心率 105 次/min,血压 125/65mmHg,呼吸 18 次/min,皮肤潮热,双手平伸可见细颤。双眼轻度突出,未见结膜充血水肿,两眼球运动自如,双眼辐辏对称。颈部浅表淋巴结未及肿大,甲状腺呈二度肿大,质地较韧,没有压痛,未触及结节,甲状腺听诊有血管杂音。心脏听诊心率 105 次/min,律齐,未闻及病理性杂音。两肺呼吸音清。双下肢无浮肿。

第 2 幕

龚医生安排白先生做了甲状腺功能、甲状腺球蛋白抗体、甲状腺过氧化酶抗体、促甲状腺素受体抗体(TRAb)及血常规、肝功能检查,还做了甲状腺 B 超及眼眶 CT 检查。结果发现血常规、肝功能未见明显异常;甲状腺相关化验结果见表 1。甲状腺 B 超显示甲状腺肿大伴弥漫性回声改变,血流丰富(图 1)。眼眶 CT 提示眼外肌增粗(图 2)。

表 1　白先生的甲状腺化验结果

检验项目	结果	提示	参考范围	单位
促甲状腺素 TSH	0.02	↓	0.340～5.600	mIU/L
游离甲状腺素(FT4)	74.64	↑	7.86～14.41	pmol/L
游离三碘甲腺原氨酸(FT3)	26	↑	3.8～6.0	pmol/L
甲状腺球蛋白抗体(CLEIA)	310.8	↑	0.00～4.00	IU/ml
甲状腺过氧化酶抗体(CLEIA)	131.5	↑	0.00～9.00	IU/ml
促甲状腺激素受体抗体(TRAb)	65.79	↑	0.00～30.00	IU/ml

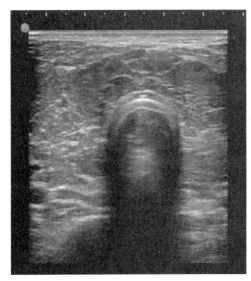
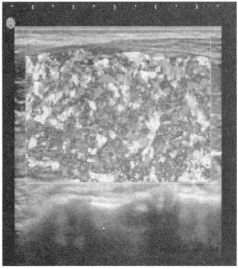

图 1　甲状腺 B 超表现

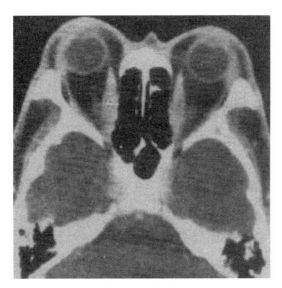

图 2　眼眶 CT 表现

第 3 幕

龚医生给白先生开了甲巯咪唑片、普萘洛尔片等药物,嘱咐白先生定期随访就诊。同时还要忌碘饮食,避免感染,注意休息,如有咽痛、发热、乏力等不适症状,需立即就诊。2 个月后,白先生因感冒发烧,再次来到我院内分泌科找龚医生。龚医生给他做了检查,发现体温 38.8℃,咽红,两侧扁桃体 2 度肿大,未见脓点。查血常规提示白细胞 $0.8\times10^9/L$,中性粒细胞 $0.1\times10^9/L$,CRP$>$90mg/L,诊断为“甲状腺功能亢进症,急性上呼吸道感染,粒细胞缺乏症”收治入院。

案例二　奇怪的多尿、口干

第 1 幕

　　周女士，今年 22 岁，身高 155cm，体重 47cm，已婚并育有 1 子 1 女，流产 1 次。平时生活习惯良好，不吸烟，不喝酒，也没有得过重大疾病，近亲身体均健康。5 年前的某天开始，周女士每天需要频繁小便，达十多次，甚至数十次之多，尿色清，每次量较多，一天尿量可达 8000ml 以上。口干症状非常明显，喜饮冷水。周女士起初也没太在意。因夜间经常被憋醒，频繁起来上厕所而导致难以深睡，睡眠质量极差，生活质量受到了严重影响，于是来医院内分泌科就诊。

　　陈医生给她做了初步的体格检查：T 37.0℃，HR 80 次/min，R 18 次/min，BP 112/65mmHg。神志清，精神可，巩膜无黄染，睑结膜无苍白，颜面无浮肿，浅表淋巴结未触及肿大，甲状腺未及肿大，两肺呼吸音清，未闻及明显干湿啰音，心率 80 次/min，心律齐，未闻及杂音，腹平软，无压痛，肝脾肋下未触及，肝区无叩痛，双肾区无叩痛，双下肢无浮肿。四肢肌张力 5 级。双侧足背动脉搏动可，伸舌居中，鼻唇沟对称，两下肢病理征(-)。

　　根据病情，陈医生要求周女士入院做进一步检查。

第 2 幕

　　住院期间，陈医生安排周女士进行尿常规(表 1)、尿渗透压、血糖、血清电解质(表 2)、肾功能等多项化验检查。门诊当天餐后两小时血糖为 4.15mmol/L。

表 1　尿常规检查结果

检验项目	结果	参考范围	单位	检验项目	结果	参考范围	单位
颜色	淡黄色			尿酮体	阴性	<0.5	μmol/L
浊度	清			尿胆原	阴性	<17.0	μmol/L
尿比重	1.010	1.010~1.030		尿胆红素	阴性	<17.0	μmol/l
尿 pH 值	5.0	4.5~8.0		红细胞(COBIO)	0	0~5	/μl
白细胞	阴性	0~25	/μl	白细胞(COBIO)	5	0~9	/μl
亚硝酸盐	阴性	阴性		鳞状上皮细胞	5 ↑	0~5	/μl
尿蛋白	阴性	<0.25	g/L	管型	0	0~2	/μl
尿糖	阴性	<3.0	mmol/L	结晶	3	0~6	/μl
隐血	阴性	—		酵母	0	0~3	/μl

表2　血清电解质检查结果

	2017/2/22 7:14	2017/2/22 12:03	2017/2/22 14:39	参考范围
血清钾	4.44	3.84	3.77	3.50～5.30mmol/L
血清钠	139	138	138	137～147mmol/L
血清氯	103	103	103	99～110mmol/L

第3幕

为了明确病因,陈医生为周女士安排了禁水加压素试验。方法如下:周女士被要求在早晨8点开始禁止饮水,也不能进食含有水分的食物,真正做到滴水未沾,每隔一个小时解一次小便,计算每小时的尿量,观察尿色,测定尿比重、渗透压,同时还要接受血压测量和称体重,具体的数据见表3。

表3　禁水加压素试验结果

时间		尿量	尿比重	尿渗透压	血渗透压	体重	血压
禁饮前			1.002	84	301	50	130/78
禁饮	8am	150	1.002	84	301	50	130/78
	9am	130	1.004	80	305	49.5	125/75
	10am	120	1.004	82	302	49.5	128/75
	11am	100	1.004	81	305	49.0	130/74
	12am	110	1.004	85	301	48.5	120/68
ADH注射后2小时	2pm	40	1.012	350	285	49.0	127/80

垂体磁共振发现:垂体后叶高信号消失。

检测血清皮质醇、ACTH、生长激素(GH)水平,结果见表4。

表4　皮质醇、ACTH、生长激素(GH)水平

时间	检验项目	结果	参考范围
2017/2/23 8:07	生长激素	4.181ng/ml	0.01～3.607ng/ml
2017/2/23 8:07	ACTH(8am)	13.94ng/L	0.00～46.00ng/L
2017/2/23 15:59	ACTH(4pm)	8.69ng/L	
2017/2/23 0:04	皮质醇(0am)	96.8nmol/L	0.00～140nmol/L
2017/2/23 8:07	皮质醇(8am)	261.69nmol/L	240.00～618.00nmol/L
2017/2/23 15:59	皮质醇(4pm)	132.73nmol/L	0.00～276.00nmol/L

案例三　为何有一股烂苹果味

第1幕

小金,是24岁的小伙子,平时爱打游戏,喜喝饮料。从小胖乎乎的,身体状况良好,没长期使用过药物。近1个多月来,小金总是觉得口渴,喝再多饮料也不解渴,小便次数也增多,打游戏总觉得看不清楚,全身没有力气。大家都说小金最近怎么突然变瘦了。小金去称了一下,体重下降了约15kg!今天家里人发现小金说话有气无力,除了上厕所就是躺在床上不想上班,立即送他去医院急诊。

第2幕

在急诊室,护士给小金量了生命体征:T 37℃,HR 92次/min,R 17次/min,BP 125/75mmHg。急诊医生接诊的时候,闻到小金身上有一股特殊的气味,有点像烂苹果的味道,快速询问了病史,即开出了急诊化验:血常规、尿常规、血生化及血气分析,并嘱咐小金先多喝水。

化验结果:血常规:红细胞 $5.46×10^{12}$/L,白细胞 $8.27×10^9$/L,中性粒细胞 0.662,血红蛋白148g/L,血小板 $243×10^9$/L;尿常规:尿白细胞 25(+)/ul,尿酮体 15(++++)mmol/L,尿糖 56(++++)mmol/L,镜下白细胞+/HP;血生化:葡萄糖25mmol/L,血钠132mmol/L,血钾3.52mmol/L,血氯110mmol/L,血肌酐 $76\mu mol$/L;血气分析:pH 7.314,PO_2 95mmHg,PCO_2 35mmHg,二氧化碳总量19.5mmol/L,BE−8.0mmol/L。

半小时后,急诊医生看到化验结果,立即要求内分泌科会诊。内分泌科医生接诊后,建议小金住院进一步治疗。

第3幕

入住内分泌病房后,医生让小金多喝水,并给他挂大量盐水,给予胰岛素针降血糖。主管医生吩咐护士每隔1小时检测小金的手指末梢血糖,并观察小金的舌头,询问小便情况。由于没有饮料喝,病房里很无聊,小金很不高兴。小金妈妈告诉医生,小金从小就胖乎乎,身体挺好,现在工作不是很忙,有空就打游戏,经常持续好几个小时,甚至有时通宵打游戏,渴了就喝可乐。小金的爸爸妈妈没有高血糖,奶奶有糖尿病,服药治疗。

住院第3天,主任医生查房。小金告诉医生,输液后自己嘴巴不干了,也不会总是想去厕所小便了,身体也有力气了;可是护士总来测血糖,手指扎得很痛,能不能少测几次血糖。小金的妈妈很细心,发现给小金输的液体里面有葡萄糖,就问医生为什么小金血糖高还要给挂葡萄糖呢。主任医生听了主管医生的病情汇报,查看了近期的化验结果,详细解答了小金和他妈妈的疑问,然后把小金的治疗方案做了调整,又补充了一些需要进一步做的检查。

以下是小金的体检和近期的化验结果:T 36.8℃,HR 88次/min,R 16次/min,BP 130/70mmHg,身高167cm,体重88kg,BMI 31.55kg/m^2,腹围95cm,臀围90cm。神志清,精神可,巩膜无黄染,睑结膜无苍白,颜面无浮肿,浅表淋巴结未触及肿大,甲状腺未及肿大,两肺呼吸音清,未闻及明显干湿啰音,心率88次/min,心律齐,未闻及杂音。下腹及大腿内侧可见白纹,全腹平软,无压痛,肝脾肋下未触及,肝区无叩痛,双肾区无叩痛,双下肢无浮肿。四肢肌力 5 级。双侧足背动脉搏动强,伸舌居中,鼻唇沟对称,两下肢病理征(一)。

化验报告及辅助检查:

第 1 天:心电图结果:窦性心律 T 波改变;大便常规:无殊;血常规:未见明显异常;尿常规:尿糖(+++),尿酮体(+++),白细胞(一),红细胞(COBIO)阴性。

第 2 天:血气分析:pH 7.385,二氧化碳总量 24mmol/L,BE 0.2mmol/L;血生化:白蛋白 40.2g/L,碱性磷酸酶 100U/L,丙氨酸氨基转移酶 46U/L,天冬氨酸氨基转移酶 25U/L,肌酐(酶法)63μmol/L,血清钾 2.93mmol/L,LDL-胆固醇 2.50mmol/L,总胆固醇 3.77mmol/L;尿常规:尿糖(+),尿酮体(+),白细胞(一),红细胞(COBIO)阴性,糖化血红蛋白 A1c(HbA1c)测定:12.7%。

第 3 天:尿常规:尿糖(一),尿酮体(一),白细胞(一),红细胞(COBIO)阴性。

第 1 至第 3 天,手指血糖波动于 8.9mmol/L～13.5mmol/L 之间。

第 4 幕

小金的降糖方案改为每日 4 次胰岛素注射治疗,根据每日 7 次监测血糖的结果调整了胰岛素量,方案为门冬胰岛素针,早餐前 12U－中餐前 10U－晚餐前 10U 皮下注射,甘精胰岛素 14U 睡前皮下注射。入院后第 7 天查房,小金告诉医生,他不口渴,精神也好了很多,体重增加了 2.5kg。主管医生详细分析了小金住院以来所做的检查和小金现在的血糖水平(见下面备注),判断小金今天就可以出院了。小金很高兴,又很忐忑,他问:"做了那么多检查,我的病情到底严不严重? 出院后要不要一直打胰岛素? 什么东西不能吃啊?"小金的妈妈也问:"我听隔壁大妈讲打胰岛素上瘾,打胰岛素会不会影响小金找对象生孩子啊? 可不可以改成吃药?"

备注:

1.小金出院前所测的七次血糖谱:

	早餐前	早餐后	中餐前	中餐后	晚餐前	晚餐后	睡前
血糖值(mmol/L)	5.9	8.7	6.5	9.4	6.2	8.8	7.3

2.小金在院期间所做的化验及辅助检查

尿肌酐(随机)＋尿微量白蛋白:尿白蛋白—肌酐比值 8mg/g;

糖化血红蛋白 A1c(HbA1c):12.7%;

IA2＋ICA＋GAD:蛋白酪氨酸磷酸酶(IA2)阴性,抗谷氨酸脱羧酶(GAD65)阴性;抗胰岛细胞抗体(ICA)阴性;

标准馒头餐试验:

空腹:葡萄糖 5.7mmol/L,胰岛素 55.3pmol/L,C 肽 1118.00pmol/L;

餐后 1 小时:血糖 15.98mmol/L,胰岛素 129.70pmol/L,C 肽 1169.00pmol/L;

餐后 2 小时:血糖 20.72mmol/L,胰岛素 439.30pmol/L,C 肽 3427.00pmol/L;

皮质醇、ACTH 节律及 1mg 地塞米松小抑制试验:

	8am	4pm	0am	1mg DXM
皮质醇(nmol/L)	411.81	318.65	112.36	23.21
ACTH(ng/L)	28.60	33.50		2.38

心电图结果:窦性心律,T波改变;

心超:左室壁偏厚,左室舒张功能轻度减退;

眼底摄片:左右眼底未见明显异常;

腹部B超:脂肪肝;

胸部CT:两肺及纵隔CT平扫未见明显异常,提示脂肪肝;

糖尿病神经功能缺损检查:痛温觉对称存在,位置觉对称存在,10g尼龙丝检查结果阴性,双侧膝跳反射对称存在,双侧跟腱反射对称存在,双下肢病理征未引出;

双下肢震动阈值(VPT):双下肢VPT<15,患者深感觉良好,发生神经性溃疡为低风险。

案例四 顽固的低血钾

第1幕

周先生,55岁,已婚,育有2子,工人。患高血压病10余年,近期服用多达一(氨氯地平阿托伐他汀)控制血压。三年前无明显诱因下出现全身乏力,在当地医院就诊,查血钾偏低(具体不详),当时未予重视及特殊治疗。三年来乏力症状反复发作,因症状并不严重,周先生未给予重视。一年前,他感觉无力症状较前加重,周先生自觉爬3层楼梯也有些费力,至当地医院查血钾2.2mmol/L,予口服氯化钾溶液后出院。之后未常规门诊访视。10天前来门诊就诊,陈医生接待了他,并安排了电解质、血常规及血气分析检查。急诊血钾为2.78mmol/L。血常规和血气分析检查结果见表1、表2。

表1 血常规+镜检结果

检验项目	结果	参考范围	单位	检验项目	结果	参考范围	单位
*白细胞	10.27 ↑	3.50~9.50	×10⁹/L	平均红细胞体积	89.1	82.0~100.0	fl
中性粒细胞百分数	0.842 ↑	0.400~0.750		平均血红蛋白量	30.7	27.0~34.0	pg
嗜酸性粒细胞百分数	0.000 ↓	0.004~0.080		平均血红蛋白浓度	338	316~354	g/L
嗜碱性粒细胞百分数	0.000	0.000~0.010		RBC体积分布宽度	12.9	0.0~15.0	%
单核百分数	0.057	0.030~0.100		RBC体积分布SD值	41.7	37.0~50.0	fl
淋巴百分数	0.101 ↓	0.200~0.500		*血小板	140	125~350	×10⁹/L
嗜酸性粒细胞绝对值	0.00 ↓	0.02~0.50	×10⁹/L	血小板压积	0.17	0.11~0.27	L/L
中性粒绝对值	8.64 ↑	1.80~6.30	×10⁹/L	平均血小板体积	12.0 ↑	8.9~11.5	fl
单核绝对值	0.59	0.10~0.60	×10⁹/L	血小板分布SD值	14.7	9.0~17.0	fl

续表

检验项目	结果	参考范围	单位	检验项目	结果	参考范围	单位
淋巴绝对值	1.04 ↓	1.10～3.20	×10⁹/L	大型血小板比率	41.00	13.00～43.00	
嗜碱性粒绝对值	0.00	0.00～0.06	×10⁹/L	* 幼稚细胞百分数*	未检到	0.00～0.00	
* 红细胞	4.05 ↓	4.30～5.80	×10¹²/L	异淋百分数	未检到	0.000～0.000	
* 血红蛋白	122 ↓	130～175	g/L	有核红细胞/100WBC	未检到		%
红细胞压积	0.360	0.400～0.500	L/L	* 标本镜检情况	已镜检		

表 2　血气分析结果

检验项目	结果	参考范围	单位	检验项目	结果	参考范围	单位
血液酸碱度	7.411	7.350～7.450		标准碳酸氢根	25.3 ↑	21.3～24.8	mmol/L
患者体温 pH	7.414	7.350～7.450		标准 pH 值	7.43		
二氧化碳分压	42.2	35.0～45.0	mmHg	氧含量	20.70		Vol%
患者体温 PCO₂	41.8 ↑	35.0～45.0		氧饱和度	97.8	91.9～99.0	%
氧分压	99.4	80.0～100.0	mmHg	肺动脉氧分压	100.60		mmHg
患者体温 PO₂	98.2	80.0～100.0		肺动脉氧分压(pt)	101.10		mmHg
* 剩余碱	1.4	－3.0～3.0	mmol/L	肺动脉氧分压差	1.2 ↓	5.0～30.0	mmHg
细胞外液碱储量	1.60		mmol/L	肺动脉氧分压差(pt)	2.9 ↓	5.0～30.0	mmHg
缓冲碱	49.4 ↑	45.0～52.0	mmol/L	FiO₂	0.21		
碳酸氢根	26.2 ↑	21.4～27.3	mmol/L	氢离子浓度	38.50		nmol/L
二氧化碳总量	22.7 ↓	22.0～28.0	mmol/L				

第 2 幕

经过初步的检查之后,陈医生为张先生安排了住院检查。入院查体:T 36.8℃,P 74 次/min,R 20 次/min,BP 150/80mmHg。两肺呼吸音清,心率 74 次/min,心律齐,腹平软,无压痛,肝脾肋下无触及,双下肢无浮肿。四肢肌力 5 级。两下肢病理征(一)。

住院期间第 1 天留了 24h 尿液,化验报告尿钾量 56.14mmol/d。血去甲肾上腺素小于0.1ng/ml,多巴胺小于 0.1ng/ml,肾上腺素小于 0.1ng/ml。陈医生还安排张先生做了卧立位加速尿激发试验,皮质醇、ACTH 节律和小剂量地塞米松过夜抑制实验,结果如表3:

表 3　内分泌功能试验

	速尿激发前	速尿激发后	
肾素	1.61ng/ml/h	1.68ng/ml/h	
醛固酮	496.57pg/ml	250.56ph/ml	
	立位	卧位	

续表

	速尿激发前	速尿激发后	
肾素活性	1.63ng/ml/h	1.23ng/ml/h	
醛固酮	244.18pg/ml	255.48pg/ml	
	8am	4pm	过夜小抑制
ACTH	39.57ng/L	16.18ng/L	1.27ng/L
皮质醇	312.44nmol/L	126.41nmol/L	36.90nmol/L

　　为了进一步诊断疾病,陈医生安排了肾上腺CT检查(图1)。CT结果提示:左侧肾上腺结节,首先考虑腺瘤。

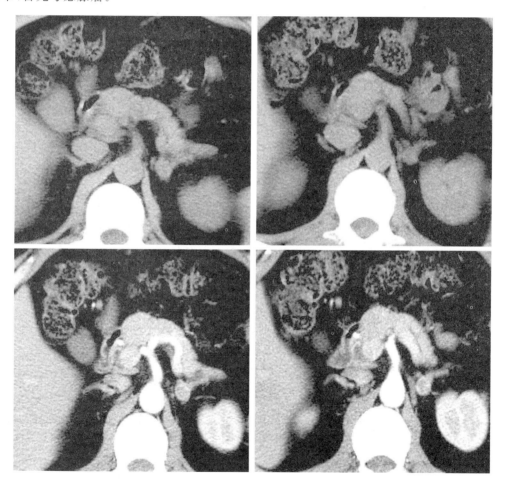

图1　肾上腺CT检查

第3幕

　　根据化验检查的结果,结合腹部CT发现左侧肾上腺结节,陈医生告诉周先生,他得了醛固酮瘤,并建议转泌尿外科择期手术。周先生听从了陈医生的建议,于1周后在全麻下行

"(左)后腹腔镜下肾上腺切除术",术中见1个肿瘤,位于右肾上腺,直径1.5cm＊1.2cm,界清、包膜完整、实性、色黄。手术过程很顺利,术后抗感染、补液等对症处理,周先生恢复得很快。情况稳定,并好转出院。2个月后周先生来门诊复查,状态良好,无诉任何不适,并且血压下降(140/88mmHg),复查血钾3.86mmol/L。

案例五 铁人"崩塌"记

第1幕

李记者是一位35岁精力旺盛的某市都市报的记者(身高172cm,体重83kg,腹围96cm),经常出差跑新闻,熬夜、应酬是常有的事,平时喜欢喝可口可乐。自称是铁打的身体,从不体检,也不喜欢运动。最近半个月忙于调查"毒奶粉"事件,一直在外奔波,确实有点累。1周前感觉有些力不从心、双腿像灌了铅一样,自觉口渴,喝饮料的量比以前更大,但仍不能解渴。2天前受凉后出现头痛头晕、两颊发热、口渴,还伴有咳嗽、咳痰、流涕。李记者以为自己感冒了,睡一觉就没事。没想到第2天更没精神,两颊滚烫,口干更严重,要喝大量的水(约4～5L),且喜欢喝冷水,还出现了口臭,小便次数明显增多,每2小时解一次小便,食欲较差。他想应该没事,再休息一天。于是又昏昏沉沉在家睡了一天。第3天,他感觉头痛欲裂,口干舌燥,全身软绵绵的,不能动弹,原来圆圆的肚子明显瘪下去了。于是被家人送到医院。

第2幕

到了急诊室,查体:精神萎靡,耳温39.2℃,血压140/95mmHg,唇舌干燥,皮肤弹性差,后颈部及腋窝有黑棘皮征,口中有烂苹果味,咽无充血,颈软,心率103次/min,两肺听诊:右中下肺闻及湿啰音,腹软,无压痛,肝脾肋下未触及,双下肢无水肿。

第3幕

急诊室医生安排了实验室检查及肺部CT,结果如下:

BRT:Hb 12.0g/L,WBC 25.4×10^6/L,PLT 90×10^9/L;URT:KET(＋＋＋),GLU(＋＋＋),RBC(－),WBC(－),尿比重1.020;血生化:Scr 100μmol/L(35.0～80.0),ALT 40U/L(9～50),AST 26U/L(15～40),Na$^+$ 135mmol/L(135～145),Cl$^-$ 96mmol/L(95～105),K$^+$ 3.41mmol/L(3.5～5.5),GLU 33.1mmol/L;血气分析:pH 7.27(7.35～7.45),PaCO$_2$ 23mmHg(35～45),HCO$_3^-$ 10.4mmol/L(22～27),BE－14.6mmol/L(0±2.3),STHCO$_3$ 13.1mmol/L(22～27);肺部急诊CT结果如图1。

医生安排李记者住院进一步诊治。李记者也感觉这次病得不轻,可不是一般的感冒!于是他乖乖地去住院。

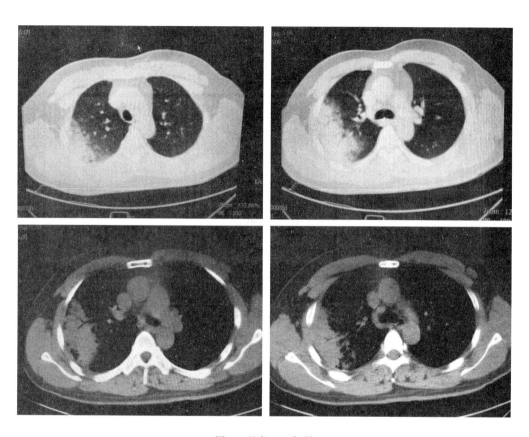

图 1　肺部 CT 扫描

第 4 幕

李记者住院后,医生告诉他得了糖尿病,而且还并发了急性并发症,同时有肺部感染,目前还不知道是 1 型还是 2 型糖尿病。

喔!这么严重!李记者郁闷啊!

次日空腹 C 肽检测报告:空腹 C 肽 1.6ng/ml(0.9～7.1),HbA1c 9.8%,血脂:胆固醇 6.78mmol/L(2.44～5.17),甘油三酯 3.4mmol/L(0.40～1.70),LDL-胆固醇 4.5mmol/L (2.07～3.10)。

第 5 幕

李记者意识到自己情况的严重性。医生告诉他及家人,像他这种情况已经非常危险,若不及时合理的治疗,可能会有生命危险!他的妻子也吓坏了,开始上网查资料,并问了医生很多问题:

"为什么她老公年纪轻轻的就会得这种老年病?"

"听说糖尿病有遗传性,那我们的孩子是不是以后也会得病?"

"饮食该如何注意?"

"这种病能不能根治呢?"

"是不是一定要胰岛素治疗?"

"对今后的生活、工作有影响吗？该注意些什么？"

医生耐心解答了李记者妻子的问题，这是因为李记者平时的生活太没有规律，加上饮食不注意，才会导致这样严重的后果，其实糖尿病要是控制好了，跟健康人一样是可以正常工作和生活的。

经过10多天的治疗，李记者的体温恢复正常，酸中毒已纠正，血糖控制良好，改口服降糖药治疗，且精神饱满，准备出院。他的妻子也松了一口气。李记者也表示今后一定要好好遵从医嘱，控制好自己的饮食，规律生活，牢记这次的教训。

第十一章　　急诊与重症医学

案例一　电击之殇

第 1 幕

张先生,29 岁,电焊工,平时身体健康。一天,在工作时戴了一只破的绝缘手套,不小心接触到裸露的电线,工友发现他突然大叫一声,然后就倒在地上,叫不醒,同事立即拨打 120,并对他进行现场急救。

第 2 幕

在救护车上,急救医生持续对患者进行胸外按压,到达当地县医院,查心电图提示心室颤动(图 1),予以双相交流电 150J 电除颤 3 次,随后恢复心跳和自主呼吸,10 分钟后患者又再次出现心室颤动,再予胸外按压及电除颤共 3 次,直到 33 分钟后恢复窦性心律,但患者无自主呼吸,仍昏迷,家属随后将他转至上级三甲医院。

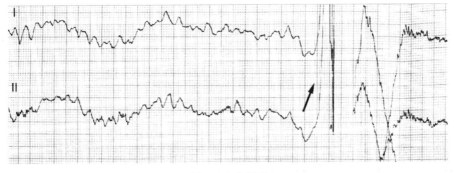

图 1　心室颤动

第 3 幕

患者被送入当地三甲医院抢救室,医生根据他的病情快速做了检查:T 37.0℃,P 80 次/min,BP 110/70mmHg,神志昏迷,GCS＝2＋1＋4,双侧瞳孔等大等圆,直径 3mm,对光反射迟钝,经口气管插管接呼吸机辅助通气,FiO_2 40％,SPO_2 94％～98％。两肺呼吸音粗,未闻及干湿性啰音,心律齐,心音中等,未闻及病理性杂音,腹软,肠鸣音减弱。四肢偶见抽搐,双侧病理征阳性。可见电击伤入口位于左拇指,出口位于右侧胸壁。

第 4 幕

医生根据病情,行化验检查、头颅及胸部 CT 和心电图检查(表 1,图 2,图 3)。

表1 实验室检查结果

检查类型	检查项目	数值	正常值
血常规	白细胞	$15.85 \times 10^9/L$	$(3.5 \sim 9.5) \times 10^9/L$
	中性粒细胞	$14.8 \times 10^9/L$	$(1.8 \sim 6.3) \times 10^9/L$
	血小板	$155 \times 10^9/L$	$(125 \sim 350) \times 10^9/L$
	血红蛋白	142g/L	$130 \sim 175$g/L
血生化	肌酐	75μmol/L	$58 \sim 110\mu$mol/L
	尿素氮	5.8mmol/L	$3.2 \sim 7.1$mmol/L
	血糖	5.6mmol/L	$4.1 \sim 5.9$mmol/L
	钾	3.21mmol/L	$3.5 \sim 5.3$mmol/L
	钠	140mmol/L	$137 \sim 147$mmol/L
	氯	109mmol/L	$99 \sim 110$mmol/L
	钙	2.03mmol/L	$2.10 \sim 2.55$mmol/L
	乳酸	3.3mmol/L	$0.7 \sim 2.1$mmol/L
血气分析	pH值	7.398	$7.350 \sim 7.450$
	PaO_2	103.3mmHg	$80 \sim 100$mmHg
	$PaCO_2$	33.6mmHg	$35 \sim 45$mmHg
	BE	2.3mmol/L	± 3.0mmol/L
心肌酶学	cTnI	5.630μg/L	$0.00 \sim 0.15\mu$g/L
	cTnT	>1200ng/ml	$0.00 \sim 154.9$ng/ml
	CK-MB	55U/L	$0 \sim 16$U/L
	CK	1100U/L	$38 \sim 174$U/L

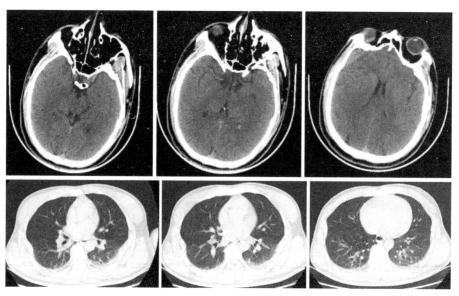

图2 头胸影像学

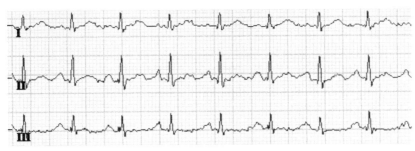

图 3　入院后心电图

根据患者的病史和检查结果,医生考虑是电击引起的心搏骤停,脑 CT 提示有脑水肿,而且也时有抽搐,建议将患者转到 EICU,并进行目标体温管理治疗。

第 5 幕

进入 EICU 后,医生快速为患者进行亚低温治疗,控制抽搐,甘露醇降颅压,监护生命体征。患者在第 2 天出现神志好转,GCS＝4＋1＋5。逐渐上调温控毯温度,下调镇痛镇静药物,下调呼吸机参数,改 SPONT 模式,f＝16 次/min,SPO$_2$ 98％～100％。第 3 天,神志完全转清醒,拔除气管插管,当天下午转普通病房。

案例二　蜂之过

第 1 幕

护林员自述:我今年 47 岁,平时血压有点高,大约 150/85mmHg,没有引起重视,也没吃药。我平时的工作基本上都在野外,因为有了这几年的工作,山上才长出了不少的树木。两天前,我和往常一样,一个人背着树苗上山植树,在回来的路上,不小心踩到了掉落在地上的蜂巢,结果几只黄蜂就飞出来把我蜇了,当时就出现头晕、恶心、呕吐,看东西逐渐模糊,然后眼前一黑,人就晕过去了。过了 10 分钟左右,我自己清醒过来,并发身上长了很多红色的皮疹,用汽油涂抹在蜂蜇咬处,自己拨打了 120,然后救护车把我送到了急诊室。

第 2 幕

护林员入院后,医生根据他的病情,很快做了体格检查及实验室检查(表 1)。

体格检查情况:T 36.3℃,P 122 次/min,R 21 次/min,BP 92/54mmHg,神志清,巩膜无黄染,头面部可见多处蜇伤,全身可见散在风团样皮疹。口唇无发绀,两肺呼吸音清,未闻及明显干湿性啰音,心率 122 次/min,律齐,心音中等,各瓣膜区未闻及杂音及心包摩擦音,腹平软,无压痛及反跳痛,肝脾肋下未及,双下肢无浮肿。

表 1　化验检查结果

检查类型	检查项目	数值	正常值
血常规	血白细胞	$22.01 \times 10^9/L$	$(3.5 \sim 9.5) \times 10^9/L$
	中性粒细胞	$16.76 \times 10^9/L$	$(1.8 \sim 6.3) \times 10^9/L$
	血小板	$265 \times 10^9/L$	$(125 \sim 350) \times 10^9/L$
	血红蛋白	166g/L	$130 \sim 175$g/L
血生化	肌酐	$107\mu mol/L$	$58 \sim 110\mu mol/L$
	尿素氮	6.7mmol/L	$3.2 \sim 7.1$mmol/L
	血糖	10.5mmol/L	$4.1 \sim 5.9$mmol/L
	钾	2.78mmol/L	$3.5 \sim 5.3$mmol/L
	钠	141mmol/L	$137 \sim 147$mmol/L
	氯	105mmol/L	$99 \sim 110$mmol/L
	钙	2.15mmol/L	$2.10 \sim 2.55$mmol/L
血气分析	pH 值	7.322	$7.350 \sim 7.450$
	PaO_2	95.7mmHg	$80 \sim 100$mmHg
	$PaCO_2$	47.2mmHg	$35 \sim 45$mmHg
	BE	-2.3mmol/L	± 3.0mmol/L

第 3 幕

结合护林员的蜂蜇伤史和临床表现,医生判断患者是过敏性休克,立即予肾上腺素0.5mg 皮下注射,并予甲强龙针 80mg ivgtt st 及补液扩容、护胃等对症治疗后,护林员的血压上升到 135/80mmHg,全身风团样皮疹消退,予办理出院。

案例三　来自化工厂的工人

第 1 幕

徐某,45 岁,化工厂工人。某天上夜班,负责配料,把各种成分按比例倒入硝酸池里搅拌,充分反应。尽管戴着口罩,但搅拌后,硝酸池里冒白色雾气,气味呛鼻。3 个小时后,感觉口干舌燥,干咳,胸口闷。稍微休息,喝了一口水,又继续工作,慢慢感觉气喘不过来。工友发现后,立即叫了 120 救护车,将他送往医院。

第 2 幕

到医院后,测徐某指端血氧饱和度为 90%,医生马上予储氧面罩给氧(10L/min),饱和度逐渐上升到 95% 左右。然后,医生根据病情做了相应的体格检查:一般情况:T 38.0℃,P100 次/min,R 35 次/min,BP 135/80mmHg。消瘦体型,神志清楚,半卧位,颈静脉无怒张,口唇发绀,呼吸急促,双肺呼吸音粗,两肺布满干湿性啰音。心率100次/min,律齐,未闻及杂音及心包摩擦音。腹平软,肝脾肋下均未触及,下肢无水肿。医生发现徐某戴着储氧面罩呼吸仍旧比较急促,30次/min左右,于是让徐某戴上BiPAP无创呼吸机辅助通气,徐某立即觉得呼吸轻松了许多,指氧饱和度稳定在95%～100%之间(BiPAP参数:IPAP 18cmH₂O,EPAP 8cmH₂O,f 20次/min,FiO₂ 80%)。医生给徐某进行了血化验(表1)、心电图检查,心电图提示窦性心动过速,心率100次/min(图1),并开通静脉通路。

第3幕

由于徐某有明确的吸入硝酸气雾后出现呼吸困难,存在急性呼吸衰竭。医生初步诊断"急性刺激性气体中毒(硝酸),急性呼吸衰竭"。徐某病情危重,医生向徐某家属告知病情,签署危重患者知情同意书、风险告知书及激素使用同意书。予甲泼尼松龙针0.5g静脉滴注,同时加用耐信针40mg静脉滴注。得知徐某既往没有抗生素过敏史后,医生加用头孢呋辛针预防感染。徐某在BiPAP辅助及药物应用后,呼吸困难明显好转。医生再次查看病情,评估后给徐某安排了急诊肺部CT检查,报告提示两肺多发斑片状渗出表现(图2)。

表1　化验检查结果

检查类型	检查项目	数值	正常值
血常规	血白细胞	$15.6×10^9$/L	$(3.5～9.5)×10^9$/L
	中性粒细胞	$7.2×10^9$/L	$(1.8～6.3)×10^9$/L
	血小板	$135×10^9$/L	$(125～350)×10^9$/L
	血红蛋白	145g/L	130～175g/L
血生化	肌酐	83μmol/L	$58～110\mu$mol/L
	乳酸	2.4mmol/L	0.7～2.1mmol/L
	血糖	6.5mmol/L	4.1～5.9mmol/L
	钾	3.97mmol/L	3.5～5.3mmol/L
	钠	141mmol/L	137～147mmol/L
	氯	110mmol/L	99～110mmol/L
	肌钙蛋白I	0.004mmol/L	$0.000～0.150\mu$g/L
血气分析	pH值	7.387	7.350～7.450
	PaO_2	125.0mmHg	80～100mmHg
	$PaCO_2$	41.3mmHg	35～45mmHg
	BE	-0.5mmol/L	±3.0mmol/L

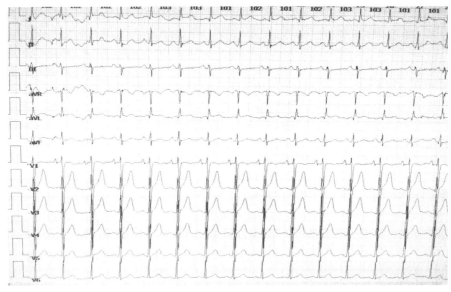

图 1　心电图结果

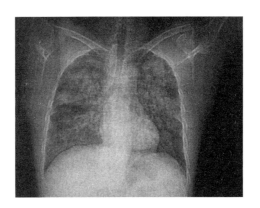

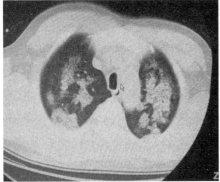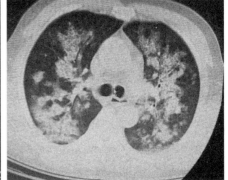

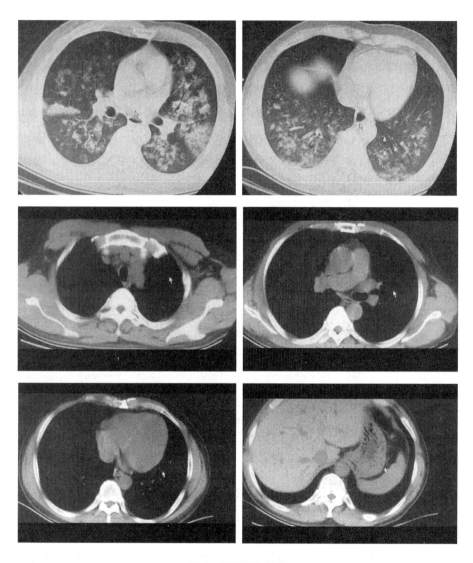

图 2　肺部 CT 图像

第 4 幕

相关检查结果出来后,医生再次评估病情,安排徐某入住重症监护室继续治疗。在监护室,徐某继续 BiPAP 辅助通气、预防感染、激素、护胃、输液等治疗。3 天后,徐某感呼吸费力已不明显,肺内啰音基本消失,BiPAP 参数已较低,改用鼻导管给氧(2L/min)情况下指氧饱和度 98%。复查肺部 CT(图 3)。激素减量,使用 1 周时停用激素。住院 8 天,徐某痊愈出院。出院前,医生对工厂老板及徐某进行了生产安全教育。

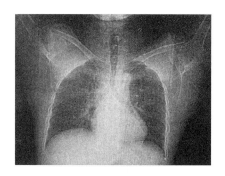

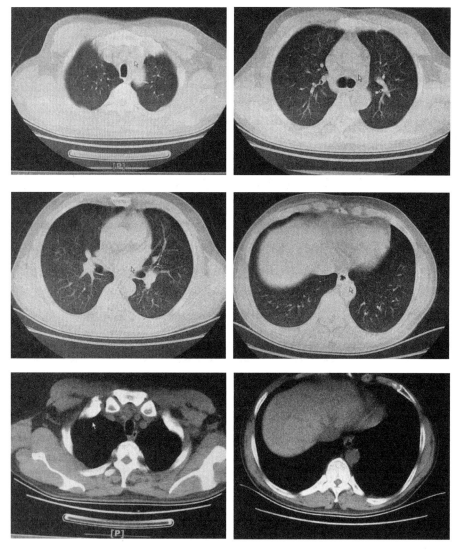

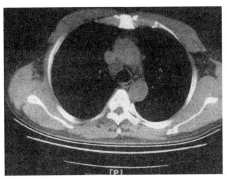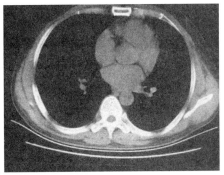

图 3 肺部 CT 图像

案例四 争吵引发的"惨案"

第 1 幕

张大爷儿子口述：父亲今年 72 岁，平时身体一直比较硬朗，很少发烧感冒。性格偏内向，有事情总放在心里，很少和别人诉说。半个小时前（10 点钟）接到警察打来的电话，说我父亲在附属医院，不省人事了，让我马上去医院。我看到父亲时，人昏迷不醒，叫他没反应，全身衣服都湿了，呼吸急促，手臂、腿有时会抽筋。嘴巴里插着一根透明管子接着机器。警察告诉我，父亲是 8 点钟左右被人在海边发现的，当时口吐白沫，不省人事，报警叫了 120，送到这里来。当时身旁有个空的敌敌畏瓶子，半斤装的，估计是喝农药了。

第 4 幕

医生初步询问了病情，检测患者氧饱和度 80%，神志浅昏迷，口唇发绀，两肺布满干湿啰音，大小便失禁。医生马上进行了相应的抢救措施：球囊面罩加压给氧，氧饱和度缓慢上升到 95% 左右，随后进行了经口气管插管，并接呼吸机辅助通气，氧饱和度上升至 100%。测快速血糖 12mmol/L，接着进行采血化验及其他药物浓度测定。开通静脉通路快速输液，静脉注射阿托品针 2mg q1h 和碘解磷定针 2.5 ivgtt q6h。医生做了相应的体格检查：T 36.5℃，P 120 次/min，R 30 次/min，BP 110/50mmHg。瘦高体型，神志昏迷，双侧瞳孔直径变小，针尖样，对光反射难以观察。口吐白沫，大汗淋漓，全身有很重的大蒜臭味。呼吸急促，两肺呼吸音粗，布满干湿啰音。心率 120 次/min，各瓣膜听诊区未闻及杂音及心包摩擦音。腹平软，肝脾肋下均未触及，四肢肌束震颤。

第 3 幕

医生向张大爷儿子询问了相关情况，得知张大爷家没有敌敌畏。早上 7 点钟左右，张大爷和老伴不知道为啥事情吵架，后来张大爷就独自出去了。因为老两口时有吵吵闹闹，所以子女也没当回事，就各自去上班了。医生介绍了张大爷的病情，初步判断为"急性重度有机磷农药（敌敌畏）中毒，急性呼吸衰竭"。脱去张大爷全身衣物，并用温水擦洗全身。下病危通知，需要马上洗胃。

张大爷儿子签署洗胃同意书后,进行了洗胃。

血化验结果:血清胆碱酯酶<200U/L;血气分析提示氧分压58.4mmHg,二氧化碳分压34.4mmHg,氧饱和度85.2%;血肌酐68μmol/L。医生告知家属:张大爷喝的敌敌畏的量较多,并出现呼吸衰竭,属于急性重度有机磷农药中毒,洗胃后需要立即转入重症监护室进行血液净化治疗。

第 4 幕

张大爷转入重症监护室途中,进行了CT检查,提示两下肺吸入性肺炎,并在监护室进行了血液灌流治疗。经过治疗,阿托品共静脉注射12mg,张大爷血压135/70mmHg,双侧瞳孔直径0.5cm,光反射迟钝,胸前区皮肤干燥,心率120次/min,两肺湿啰音消失。四肢肌束震颤明显减少。次日5点张大爷神志恢复清醒。百草枯、安定、奥氮平等药物均未检出。张大爷3天后拔除气管插管,停用呼吸机。治疗期间监测胆碱酯酶浓度逐步回升,予减量碘解磷定剂量,4天后胆碱酯酶升至3580U/L,停用碘解磷定。转入普通病房,并请心身医学科进行了心理康复治疗,对张大爷家人进行了批评教育。

案例五 夏日里的"隐形杀手"

第 1 幕

一个酷热的夏季,正午时分,当大部分人都还在纳凉的时候,几个工人推着一名患者急匆匆地走进抢救室。当时该患者神智欠清,精神烦躁不安,四肢不自主地抽动。患者的妻子向医生陈述道:"我老公今年50岁,平时身体很健康,最近在一家皮鞋厂上班,才刚上班半个月,工作比较辛苦,每天工作时间10小时,最近厂里订单比较多,还经常加班。今天他和往常一样上班,刚工作3个小时,厂里面就打电话给我说他病倒了……"说着就掩面而泣。旁边的工友补充道:"我们工作车间比较小,通风不是很好,最近又是三伏天,车间里就像一个大蒸笼,人刚进去一会儿就汗流浃背,今天他刚上班没多久,就说有点头晕、恶心,我们劝他休息一会儿。但没多久他又继续工作,直到1小时前整个人突然倒在地上,四肢开始抽搐,我们就赶紧把他送到医院来了。"

第 2 幕

患者被送到医院抢救室后,医生查体:T 42.1℃,P 142次/min,R 28次/min,BP 118/55mmHg,SPO$_2$ 98%。两侧瞳孔等大等圆,直径3mm,对光反射灵敏,全身大汗,脉搏细促,全身未及肿大淋巴结。气管居中,呼吸偏促,两肺呼吸清,未闻及干、湿性啰音。心界不大,心律齐,各瓣膜听诊区未闻及病理性杂音。全腹平软,左上腹压痛,无反跳痛,肝脾肋下未及。神经系统查体不能配合。

第 3 幕

医生初步判断为"热射病",立即予4℃冰生理盐水快速滴注,同时给予物理降温,安定针缓解痉挛抽搐;同时抽血化验(表1)、心电图、头颅CT检查。心电图提示:窦性心动过速,头颅 CT 未见明显异常。

表 1 化验结果

检查类型	检查项目	数值	正常值
血常规	白细胞	$15.1 \times 10^9/L$	$(3.5 \sim 9.5) \times 10^9/L$
	中性粒细胞百分比	0.83	$0.40 \sim 0.75$
CRP	CRP	$<5mg/L$	$0.00 \sim 10.00mg/L$
PCT	PCT	$0.069ng/ml$	$0.00 \sim 0.05ng/ml$
乳酸	乳酸	$4.9mmol/L$	$0.7 \sim 2.1mmol/L$
生化	Na^+	$114mmol/L$	$137 \sim 147mmol/L$
	Cl^-	$86mmol/L$	$99 \sim 110mmol/L$
	K^+	$5.10mmol/L$	$3.5 \sim 5.3mmol/L$
	肌酐	$151\mu mol/L$	$46 \sim 92\mu mol/L$
血气	pH	7.33	$7.35 \sim 7.45$
	PO_2	$110mmHg$	$80 \sim 100mmHg$
	PCO_2	$26mmHg$	$35 \sim 45mmHg$
	BE	$-9.5mmol/L$	$-3 \sim +3mmol/L$
	HCO_3^-	$16.2mmol/L$	$21.3 \sim 24.8mmol/L$
心肌酶学	肌酸激酶	$7433U/L$	$38 \sim 174U/L$
	肌钙蛋白	正常范围	
肝功能	总胆红素	$40\mu mol/L$	$0 \sim 20\mu mol/L$
	谷丙转氨酶	$58U/L$	$9 \sim 50U/L$
	谷草转氨酶	$183U/L$	$15 \sim 40U/L$

第 4 幕

根据患者的症状体征及辅助检查结果,医生确诊为"热射病",紧急联系重症监护室 (EICU)收住入院。入院后予补液、物理降温、地西泮针控制抽搐发作、床旁 CRRT 肾替代治疗,次日患者神志转清,2 天后转入普通病房,1 周后出院。

第十二章　运动骨关节系统

案例一　不能走远路

第 1 幕

王大爷年轻时曾是体育健将,跑步、游泳、打球均不在话下。虽然年龄逐渐增大,但王大爷的身体还是非常硬朗。3 年前,72 岁的王大爷无明显诱因下突然出现下腰背部酸痛(主要集中在下腰部),而且自己感觉活动后腰痛的症状明显加重。但稍加休息,腰痛的症状能够得到一些缓解。而且没有双下肢疼痛,无双下肢麻木无力,无大小便功能障碍,无畏寒发热等不适。王大爷自我感觉还好,以为仅仅只是年龄大了腰有点劳损,就没有引起重视,也没去医院进行进一步的检查和治疗。

第 2 幕

1 年前,王大爷突然再次出现腰部疼痛的症状,但相较于 3 年前更加严重。这次不仅腰痛发作厉害,而且王大爷自我感觉这次腰痛在活动后,自己双侧大腿后部及小腿外侧都可以感觉到明显的疼痛不适,尤其以左侧为重,且出现感觉异常。双侧大腿后部、小腿外侧、足背外侧(包括足外侧 3 足趾)及足底皮肤麻木。原先可以毫不费劲走 10 里地,现在只能走 100米左右。走久了只能停下来休息,休息一段时间后(半个小时左右)又能走一小段路。近 1年来,王大爷感觉上述症状反反复复发作,而且越来越严重。4 个月前,患者至当地医院就诊,予以保守治疗后症状未见明显缓解。

第 3 幕

专科体检:腰椎活动度轻度减退,腰椎棘突压痛及叩击痛(一),双侧髂腰肌、股四头肌、足背伸及跖屈肌力、踇趾背伸及趾屈肌力未见明显异常。双侧足背外侧(包括足外侧 3 趾)皮肤感觉功能减退。双下肢肌张力未见明显异常,双下肢腱反射正常,双侧直腿抬高试验(一),双侧股神经牵拉试验(一),双下肢无水肿,双侧 babinskin 征(一)。

第 4 幕

影像学检查见图 1、图 2、图 3。

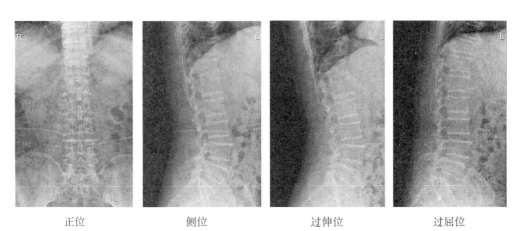

正位　　　　　　侧位　　　　　　过伸位　　　　　　过屈位

图1　X片

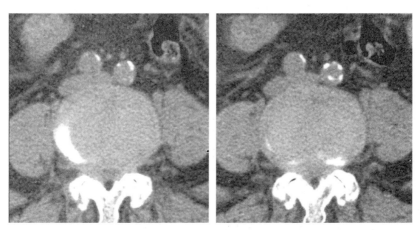

图2　CT扫描(L4/5)

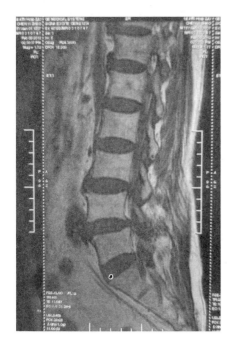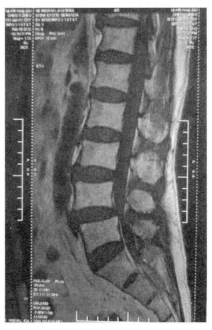

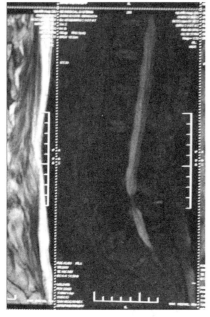
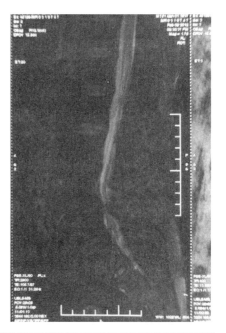
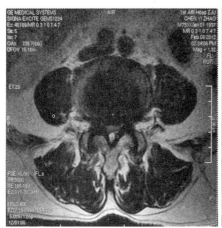
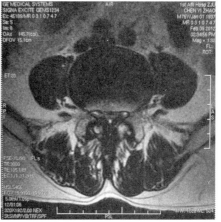

L4/5 DISC

图 3　MRI

双下肢肌电图提示：左侧 L4、双侧 L5 神经源性损害，左侧为主。

王大爷的最终诊断为：L4/5 椎管狭窄症、L4/5 椎间盘膨出。

第 5 幕

由于患者在外院已行保守治疗，效果不佳，从影像学检查和神经电生理检查均提示患者"L4/5 椎管狭窄、L4/5 椎间盘突出"，患者近 1 年来症状反复加重，且已累及神经根。因此，采取手术治疗：小切口后路腰椎体间融合内固定术，见图 4。

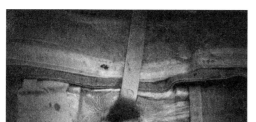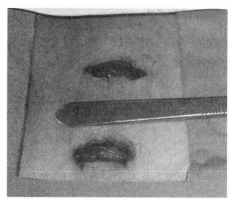

图 4　小切口后路腰椎体间融合内固定术

案例二　"拉门"惹的祸

第 1 幕

65 岁的张大娘开糖果店 5 年了,3 天前,她用力推拉门时突然一扭即觉左侧髋部疼痛,行走跛行。2 天前晨起时,疼痛加重。强忍跛行到附近伤科诊所就诊,诊为"扭伤",予"中药"外敷。回家后即卧床,疼痛明显加剧。当日晨起时,不能站立,活动时疼痛剧烈,于是家属急忙开车将她送入医院。急诊科李医生接诊了她,详细询问了起病情况及病史,张大娘说有高血压病 15 年了,一直自己服用降压药物,控制较好。21 岁结婚,生育 2 女儿,41 岁绝经,平时吃素。近 3 年来,有腰背痛,起卧时明显。

第 2 幕

李医生赶紧给张大娘进行了详细的查体:BP 166/92mmHg,P 89 次/min,R18 次/min,T 37.1℃。神志清,头颈部无异常,锁骨上淋巴结未及肿大。心肺未见明显异常。肝脾于肋下未及,移动性浊音阴性,双下肢无水肿。专科检查:左髋部主动活动受限,被动活动疼痛剧烈,左下肢呈外旋 60°畸形,较右侧短缩 2cm,局部未见皮下淤血、瘀斑,腹股沟中点处压痛(＋),左下肢纵向叩击痛(＋),Bryant 三角底边较健侧缩短,大转子高过 Nelaton 线(图 1)。两上肢及右下肢活动自如;略呈驼背,胸腰背脊柱棘突压痛(－),棘突叩击痛(＋)。

第 3 幕

入院第 3 天,医生根据病史、体征及影像学检查,确诊为"股骨颈骨折",与患者及家属进行术前谈话,分析目前有 3 个治疗方案:①保守治疗;②复位内固定;③人工关节置换。医生介绍了各种方案的利弊及并发症。患者及家属最后决定接受人工关节置换,并签字。

当天下午,医生在连续硬膜外麻醉下给张大娘行"左全髋置换术",术中患者情况稳定,手术顺利,术中失血 200ml,术后患者安返病房。

第 4 幕

术后,张大娘恢复情况好,复查左髋部正侧位 X 线提示人工假体位置良好、稳定。术后

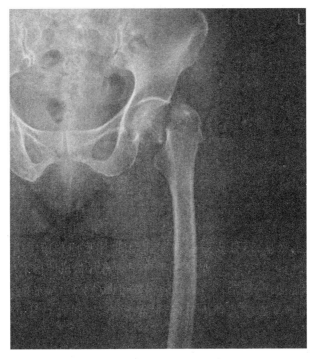

图 1　左髋 X 线片

1 周扶拐下地行走,14 天后拆线出院。嘱其避免患肢内收,近期避免坐矮凳,术后 45 天、90 天来院复诊,坚持抗骨质疏松治疗。

案例三　护工的"困惑"

第 1 幕

小刘,男,37 岁,已婚,教师。因 3 周前出现左侧腰腿部间歇性酸胀样疼痛,翻身、弯腰等活动时疼痛加重,自觉乏力,骨盆 X 片检查:骨盆诸骨及髋关节未见明显 X 线病征(图 1);1 周前症状加剧,到医院门诊就诊,MRI 检查提示:L_5/S_1 椎间盘突出伴变性(图 2),予药物保守治疗,疼痛缓解。1 天前上述症状再次加重,腰痛呈持续酸胀痛,平卧休息后可稍缓解,伴活动受限,拟"左腰椎间盘突出症"收住疼痛科。入院时查体:BP 126/77mmHg,P 88 次/min,R 20 次/min,T 37.1 ℃。神志清,头颈部无异常,锁骨上淋巴结未及肿大。肺未见明显异常。肝脾于肋下未及,移动性浊音阴性,双下肢无水肿。腰椎活动受限,腰椎叩痛(+),棘旁压痛(+);直腿抬高试验:左(30°),右(70°);"4"字征:左(+),右(-);左大粗隆处叩痛(+);双上肢浅感觉存在,肌力 Ⅴ 级,双下肢浅感觉存在,肌力 Ⅴ 级。既往 7 年前有左胫腓骨骨折手术史;4 年前有双侧甲状腺结节(病理检查:腺瘤)手术史。

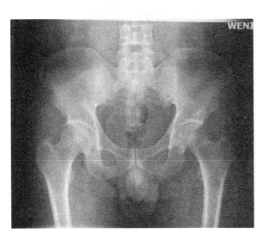

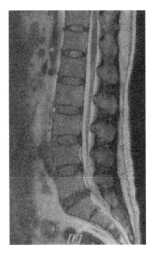

图1　X片检查　　　　　　　　　　图2　MRI检查

第2幕

入院后予各项辅助检查,完善住院病历,主治医生林医生,认为诊断明确,予弥可葆营养神经、耐信护胃、凯纷止痛、凯莱通肌松、地塞米松加甘露醇缓解神经水肿、参麦活血等对症治疗,绝对平卧休息,适度腰椎牵引。治疗1周后,症状有所缓解,但左髋疼痛仍在,负重时可加重。建议出院休息巩固疗效。

第3幕

出院后2周,又出现左髋疼痛加剧,以腹股沟处为著,同时左肩也出现疼痛,到门诊就诊,MRI检查示:左侧肱骨头及肱骨上段病变,恶性可能(图3),为求进一步诊治,拟诊"骨肿瘤"入住骨科。住院部周医生查房认为,左肩病变为继发转移可能性大,予PET-CT检查,由护工推床送其至检查室检查,检查完毕后,仍由护工推床送回病房。在由推床搬回病床时,小刘突然感觉左髋部剧烈疼痛,急通知病房值班医生,医生到病床旁询问情况,体检发现,左下肢短缩、外旋畸形。考虑髋部骨折,急诊X线检查:左股骨颈骨折;左侧髋臼、左趾骨支及左股骨上端多发骨质改变(图4)。家属认为是护工搬运不当所致,投诉至医院医患处。护工认为自己按常规搬运,觉得很"冤枉",很"困惑"。次日,PET-CT报告:颅骨及全身诸多溶骨性骨质破坏伴代谢增高、两侧甲状软骨破坏伴代谢增高,提示恶性病变,考虑转移或淋巴瘤可能(图5)。鉴于病情复杂,经科室讨论,决定予穿刺活检。经肱骨上段病变处穿刺活检,病理报告:"左肱骨头"送检组织考虑为恶性淋巴瘤;待免疫组化检测进一步确定及分型。经请血液内科会诊,转内科进一步治疗。

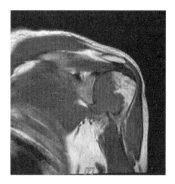

图 3　MRI 检查

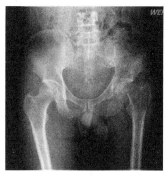

图 4　X 线检查

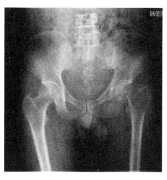

图 5　CT 检查

问题提示参考

第一章 心血管系统

案例一 老吴怎么突然"咯血"了

第 1 幕

1. 老吴可能患什么病？

2. 应给予哪些检查以明确诊断？

第 2 幕

1. 输液完毕后，老吴为什么会出现一系列的临床表现？

2. 老吴的表现说明什么问题？

第 3 幕

1. 老吴发生心力衰竭，有诱因吗？ 如果有，是什么？ 可以避免吗？

2. 老吴发生心力衰竭的机制是什么？

3. 分析老吴的治疗方案。

案例二 不简单的胸闷

第 1 幕

1. 胸闷的诊断思路是什么？

2. 该患者的第一诊断首选考虑什么？

3. 急性冠脉综合征的定义是什么？

第 2 幕

1. 心肌坏死标志物有哪些？ 分析其临床意义及时间窗。

2. 患者下一步还需要完善哪些检查来明确诊断？ 当务之急的首选检查是什么？

第 3 幕

1. 结合目前检查，患者的胸闷考虑哪些疾病引起？

2. 需要完善哪些检查以进一步明确诊断？

3. 病史追问中需要注意完善哪些方面？

案例三　夺命腹痛

第1幕

1. 患者入院诊断考虑什么？以上检查是否支持心肌梗死？

2. 如果是心肌梗死,如何解释腹痛、黑朦？

第2幕

1. 按照你的诊断,目前应如何进行治疗,治疗原则是什么？

2. 此时是否能行急诊冠脉造影以明确诊断？

第3幕

1. 根据以上信息,是否支持原先的诊断？

2. 患者为何会出现低血压？本例引起低血压的原因是什么？

3. 根据心超的结果,主动脉中重度反流诊断明确,病因要考虑哪些疾病？还要进一步完善哪些检查？

第4幕

1. 结合CT及食道心超所示,主动脉瓣重度反流的原因考虑是什么？

2. 主动脉夹层的常见病因、分型是什么？

3. 主动脉夹层诊断要点、鉴别诊断如何？

4. 主动脉夹层患者如何处理？其治疗原则是什么？

案例四　孙女士的呼吸困难

第1幕

1. 孙女士的呼吸困难是心衰引起的吗,心衰的病理生理基础是什么？

2. 针对呼吸困难症状的可能病因,首先考虑什么？

3. 患者需要与哪些疾病进行鉴别？

4. 针对孙女士的症状需要进行哪些检查？

第2幕

1. 窦性心律心电图诊断依据是什么？

2. 目前可以采取的治疗措施是什么？

3. 如何安排后续检查以明确诊断？

第3幕

1. 左心功能的有创血流动力学检查有哪些？

2. 右心漂浮导管有哪些适应证和禁忌证？在病情出现急性变化时如何与家属沟通？

3. 孙女士下一步治疗方案如何制订？

4. 该患者肌钙蛋白(+)是否可诊断急性心肌梗死？如何完善进一步诊疗做排查？

案例五　李先生的胸痛

第1幕

1. 你对诊断的第一印象考虑什么疾病？还应该考虑什么疾病？

2. 李先生近两月的胸痛是心绞痛吗？典型的心绞痛是什么？病理生理机制是什么？

3. 李先生的胸痛还有其他哪些可能？

4. 李先生患冠心病的危险因素有哪些？

5. 卫生院的医生的处理是否得当，为什么？

6. 如果你是急诊科医生，关于李先生的胸痛，你还需要做哪些进一步的检查？获得哪些信息？

第2幕

1. 根据以上信息，第一诊断是什么？是否支持原先的诊断？

2. 最重要的鉴别诊断有哪些？如何进行鉴别诊断？

3. 患者为何会出现低血压？本例引起低血压的原因有哪些？

4. 患者心电图 ST 是否抬高？ST 段抬高的标准是什么？

5. 引起 ST 段抬高的疾病有哪些？在心电图上如何鉴别？

6. 患者此刻心电图存在什么问题？为什么会出现这种情况？

7. 若仅仅根据 20:30 肌钙蛋白的结果，能否排除急性心梗的诊断？为什么？

8. 如果你是接诊医生，对该患者下一步采取的治疗措施是什么？

第3幕

1. 根据本例临床症状和相关检查，诊断是否明确？

2. 急性心梗可能会发生哪些并发症？本例发生了哪些并发症？

3. 急性心梗患者处理流程是怎样的？

4. 若患者家属拒绝行急诊冠脉造影，下一步的诊疗措施是什么？该如何与患者家属沟通？

5. 李先生手术后的治疗方案如何确定？ACEI/ARB 和 β 受体阻滞剂如何应用？

6. 李先生好转出院后的治疗方案如何确定？

第4幕

1. 患者除出现发热症状外，还应该观察哪些症状、体征？需做哪些检查？

2. 该患者出现发热的原因有哪些？首先考虑什么原因引起？

3. 心脏破裂高危因素有哪些？

4. 患者突发心脏破裂，患者家属难以接受，如何与患者家属进行沟通？

案例六　南老师的"心路历程"

第1幕

1. 高血压如何诊断？

2. 南仁发生哪一类型高血压？

3. 高血压会导致哪些并发症？

第2幕

1. 心脏泵血功能评价指标有哪些？何谓左室射血分数（LVEF）？分析该患者 LVEF 降低的原因及其意义？

2. 分析高血压患者发生心功能不全的机制。

3. 南仁发生了哪些类型的缺氧？

4. 南仁需进一步做哪些检查？

5. 医生需要交代南仁哪些注意事项？

第3幕

1. 患者病情为什么突然加重？

2. 分析患者出现心衰症状、体征的病理生理基础。

3. 南仁有没有可能发生呼吸衰竭？需做哪些检查诊断？

4. 你能为患者提出合理的治疗方案吗？

第二章 呼吸系统

案例一 气透不上来

第1幕

1. 李师傅主要的临床表现是什么？

2. 李师傅咳嗽、咳痰的特点是什么？

3. 导致李师傅咳嗽、咳痰、胸闷的可能原因是什么？

4. 根据老李妻子的叙述，你怎么评估他呼吸困难的程度？

第2幕

1. 慢阻肺的湿啰音跟支气管扩张的湿啰音有什么不同点？

2. 慢阻肺会不会出现哮鸣音？

第3幕

1. 慢阻肺为什么会出现呼吸困难？

2. 胸片和胸部 CT 有哪些征象提示慢阻肺？

3. 慢阻肺患者哪些肺功能指标出现异常？

第4幕

1. 慢阻肺患者吸氧时有哪些注意事项？

2. 根据动脉血气分析，李师傅发生了何种类型的酸碱平衡紊乱？

3. 分析糖皮质激素在慢阻肺治疗中的作用，长期应用有什么副作用？

第5幕

1. 分析吸烟导致慢阻肺的机制。

2. 除了吸烟，慢阻肺还有哪些高危因素？

3. 老李在今后的生活中应该注意些什么?

案例二 好好的,怎么胸痛胸闷了

第 1 幕

1. 小明胸痛的主要特点是什么? 根据胸痛特点,考虑哪些原因?

2. 除了胸痛,还有哪些伴随症状? 从这些伴随症状我们可考虑哪些疾病?

第 2 幕

1. 查体中触诊、叩诊、听诊的标准手法如何操作?

2. 哪些疾病可出现呼吸音降低? 气胸和胸腔积液时呼吸音都会下降,如何通过其他的体检手法鉴别?

第 3 幕

1. 胸腔积液有何胸片特点?

2. 单侧胸腔积液考虑哪些疾病? 双侧胸腔积液考虑哪些疾病?

3. 根据以上症状、体格检查、血液检查、胸片、胸水常规的结果,初步考虑小明胸腔积液的原因是感染性还是非感染性? 良性还是恶性?

第 4 幕

1. 抽胸水后,小明出现这些症状是什么原因? 应该怎么处理? 如何预防?

2. 回到病房,放胸水后,小明为什么又出现咳嗽胸闷的症状,该如何处理,如何预防?

3. 除上述外,胸穿胸腔引流还有哪些并发症?

第 5 幕

1. 如何鉴别渗出性胸腔积液和漏出性胸腔积液?

2. 结核性胸腔积液胸水的实验室检查有何特点?

案例三 费心劳力的阿强

第 1 幕

1. 阿强高热的原因和发生机制是什么? 是否可以在病因未明的情况下自用退烧药?

2. 阿强的急性支气管炎好转后为何仍反复出现咳嗽、咯痰呢?

3. 阿强的职业和生活习惯对他的病情有影响吗? 作为医生应怎样叮嘱阿强,以引起他自己的重视呢?

第 2 幕

1. 慢性支气管炎为何会发展到肺气肿?

2. 2018 年春节时导致阿强病重入院的诱因是什么? 对阿强的肺功能和心功能有哪些影响?

3. 阿强为什么出现下肢浮肿、少尿?

4. 你认为阿强还需要做哪些检查?

第 3 幕

1. 阿强为什么会出现肝功能异常?

2. 阿强有发生酸碱平衡紊乱吗？如何分析？

3. 阿强有发生呼吸衰竭吗？如果有,属于哪型？有哪些依据？发生机制是什么？

4. 阿强有发生心力衰竭吗？如果有,按照 NYHA 分级,属于哪级？有哪些依据？发生机制是什么？

第 4 幕

1. 对阿强采用的治疗措施的病理生理基础是什么？

2. 分析阿强的用药机理。

3. 阿强出院后要注意什么？医生应怎样与其交流,以引起阿强的重视呢？

4. 如何看待阿强操劳的一生？作为子女应如何回报呢？

案例四 反复咳嗽、咳痰的张奶奶

第 1 幕

1. 分析张奶奶的症状和体征的可能发生机制。

2. 张奶奶最可能的疾病是什么？

3. 需要为张奶奶做哪些检查？这些检查的意义是什么？

第 2 幕

1. 呼吸衰竭的定义和诊断要点是什么？有哪些分类？

2. 张奶奶出现了哪些酸碱平衡紊乱？

3. 分析肺气肿的表现。

第 3 幕

1. 分析医生给张奶奶采取的治疗方案,以及各药物的作用机制。

2. 给张奶奶吸氧有哪些注意事项？

3. 患者出院后应如何管理？

案例五 爱的誓言

第 1 幕

1. 传染性极强的呼吸道疾病有哪些？

2. 在疫情的一线工作,应如何做好防护？

3. 赵勇咳嗽了几下,可能会是什么原因？

第 2 幕

1. 该患者首次就诊时,有哪些情况应予以注意？

2. 围绕呼吸系统疾病,需进一步向患者了解哪些情况？

3. 分析患者的症状、体征、化验室检查及 CT 表现,初步诊断是什么疾病？

第 3 幕

1. 根据患者入院后的各种检查,可以诊断他得了什么疾病？

2. 赵勇为什么突然出现呼吸困难？

3. 赵勇的血压为什么下降？

4. 正常人每天的尿量是多少? 赵勇的尿量为什么明显减少?

5. 左室射血分数正常值是多少? 赵勇的左室射血分数为什么降低?

6. 赵勇肺部发生哪些病理学改变?

7. 赵勇发生病情恶化的可能机制是什么?

第 4 幕

1. 各项治疗的依据是什么?

2. 为何给赵勇吸入高浓度氧?

3. 正压机械通气的目的是什么?

4. 如何做好新冠肺炎疫情期间医护人员、患者及其家人的心理疏导和人文关怀?

第三章　消化系统

案例一　多么痛的领悟

第 1 幕

1. 包先生主要的临床表现是什么?

2. 包先生腹痛的特点是什么?

3. 导致包先生腹痛的可能原因是什么?

第 2 幕

1. 查体中各个名词的意义是什么?

2. 治疗药物的作用机制是什么? 为什么要抑制胃酸?

第 3 幕

1. 何谓急性胰腺炎? 对机体有哪些影响?

2. 为什么患者会出现压痛和反跳痛?

3. 为什么要检测出凝血的相关指标?

第 4 幕

1. 急性胰腺炎需要与哪些疾病进行鉴别诊断? 你认为还要做哪些检查?

2. 为什么患者要低脂饮食?

3. 分析患者的治疗方案。

案例二　酒精惹的祸

第 1 幕

1. 患者为什么突然出现意识模糊、行为异常等症状?

2. 嗜酒与肝硬化之间关系如何?

3. 分析肝硬化、腹水的发生机制。

4. 需要做什么检查明确诊断?

第 2 幕

1. 讨论患者出现的各种症状及其发生机制。

2. 分析辅助检查结果后,可以得出什么结论?

3. 你认为患者此次发病的诱因是什么? 可否避免?

4. 为什么患者的血氨浓度升高? 后果是什么?

5. 患者此次发病属于什么病理过程?

第 3 幕

1. 分析患者的治疗方案。

2. 倪先生的病是否已痊愈? 预后怎样?

3. 今后倪先生在生活上要注意什么?

案例三　一碗变质的肉汤

第 1 幕

1. 引起患者体温高达 39.5℃ 的可能原因是什么? 为何患者心率加快?

2. 患者面部及眼睑部有轻度浮肿,考虑可能由哪些原因引起?

第 2 幕

1. 发热时机体的代谢与功能有哪些变化?

2. 何谓肾病综合征? 肾病综合征的主要临床表现是什么?

第 3 幕

1. 患者又出现了哪些新的病理过程? 其机制怎样?

2. 为何使用升压药时要先纠正酸中毒?

3. 患者为什么会出现手足搐搦?

第 4 幕

1. 患者又出现了哪些新的病理过程? 其机制怎样?

2. 29 日,患者呼吸症状突然加重,可能发生了什么情况?

第 5 幕

1. 导致患者死亡的原因和机制是什么?

2. 休克与 DIC 之间有何关系?

案例四　海鲜惹的祸

第 1 幕

1. 患者可能发生了什么?

2. 医生还需进一步向患者了解哪些情况?

第 2 幕

1. 患者可能出现了哪些基本病理过程? 其症状与基本病理过程之间有何联系?

2. 体格检查、实验室检查时,有哪些注意事项?

第 3 幕

1. 血常规检查结果有何意义？异常情况是如何产生的？

2. 患者发生了哪些酸碱平衡紊乱？机制是什么？机体是如何进行代偿的？对机体有何影响及其机制？

3. 分析酸碱平衡紊乱的检测指标的意义。

4. 呕吐、腹泻常见的病因是细菌性痢疾，但也可能是霍乱、阿米巴痢疾或流行性乙型脑炎引起，如何鉴别？

5. 该患者应如何治疗？

案例五　失常的张经理

第 1 幕

1. 根据临床表现，考虑张勇可能患有哪些系统的疾病？

2. 建议患者进一步做哪些检查？

第 2 幕

1. 张勇的体检和化验室检查结果说明什么问题？

2. 张勇肝功能异常的病因是什么？该病因如何造成肝损害？

第 3 幕

1. 张勇第一次发病和第二次发病之间是否有关系？第二次发病的主要诱因是什么？

2. 以该患者为例，作为医务工作者，如何将人文关怀应用到医学中？

第 4 幕

1. 患者体内存在哪些功能代谢障碍？其机制是什么？

2. 患者的腹水是怎样产生的？

3. 患者为何出现肾功能异常？

4. 患者的病情是如何进展的？

第 5 幕

1. 患者血氨为什么会升高？血氨升高与其神经精神症状是否有关？其机制是什么？

2. 患者 BCAA/AAA 比值为什么会下降？与其神经精神症状是否有关？其机制是什么？

3. 患者的体温和白细胞数为什么会升高？

4. 医生对患者采取哪些治疗措施？其治疗依据是什么？

第四章　泌尿系统

案例一　跑了五个诊室仍无头绪

第 1 幕

1. 叶女士出现多处疼痛，需要明确哪处疼痛是主要矛盾，疼痛的问诊要点是什么？

2. 叶女士到急诊后又诉有右下腹痛,查体有右下腹压痛,CT 提示有回盲部小憩室,这时需要怀疑什么? 追问哪些相关症状? 怎样排除疑问?

3. 急诊生化检查发现血肌酐明显升高,提示肾功能受损。急诊医生追问病史发现尿量减少,还需要追问哪些症状? 做哪些体检?

4. 肾功能损伤与腰背痛及腹痛有无直接联系?

5. 你认为叶女士下一步应到哪一科就诊?

第 2 幕

1. 胃肠外科医生根据什么证据得出不考虑胃肠科疾病的结论? 胃肠外科处理有什么欠妥之处?

2. 你认为患者肾功能损害的可能原因是什么?

3. 在肾内科就诊复查肾功能,发现血肌酐仍在进行性升高,可以明确患者发生了急性肾损伤,如何进一步诊断,并评估病情严重程度?

4. 患者肾功能不断恶化,下一步该如何治疗?

第 3 幕

1. 如何鉴别该患者是肾前性还是肾小管坏死引起的肾衰?

2. 分析该患者发生肾衰的病生机制。

3. 该患者发生急性肾小管坏死的原因是什么?

4. 该患者在诊所用药不详,如何进行推断和确证?

5. 推测患者可能是抗病毒药阿昔洛韦引起,但当时诊所医生并不愿意直接告知具体用药,这时候应如何进一步沟通? 如何防治?

案例二 同病相怜、殊途同归

第 1 幕

1. 两位小朋友共同的临床表现有哪些?

2. 两位小朋友分别有哪些具有重要诊断意义的临床表现?

3. 浮肿主要有哪些常见的病因及发病机制?

第 2 幕

1. 两位小朋友查体中有哪些共同点?

2. 引起高血压的常见病因及机制有哪些?

第 3 幕

1. 两位小朋友在辅助检查中有何共同点?

2. 两位小朋友目前的主要诊断是什么? 诊断依据有哪些?

3. 什么是肾小球滤过率(GFR)? 有哪些因素引起 GFR 下降?

4. 两位小朋友发生高血压的机制是什么?

5. 补体 C3 下降、抗链球菌抗体上升的原因是什么? 前驱感染与它们存在关系吗? 简要谈谈这两位小朋友所患疾病的发病机制。

第 4 幕

1. 高钾血症是如何产生的? 小钱的高钾血症最合理的治疗手段是什么?

2. 什么是代谢性酸中毒及其发生机制？小钱的血气分析结果属于哪种复合类型？

3. 分析急性肾功能不全的发病机制，小钱需要临时肾脏替代治疗吗？为什么？

第 5 幕

1. 该疾病的治疗原则是什么？补体 C3 和 ASO 在该疾病中的变化规律是什么？

2. 两位小朋友出院后有哪些注意事项？

案例三　死里逃生以后

第 1 幕

1. 献某获救后，可能会发生什么？

2. 献某获救后，还会有生命危险吗？

第 2 幕

1. 献某被送到县人民医院后，出现哪些主要的病理过程？其诊断依据及其治疗原则是什么？

2. 从县人民医院的化验结果判断，该患者发生了什么类型的水、电解质代谢和酸碱平衡紊乱？

第 3 幕

1. 该患者发生急性肾功能衰竭的机制是什么？

2. 在该患者的疾病进展过程中，危害其生命的主要因素是什么？怎样发生的？对机体有何影响？其治疗原则是什么？

3. 为什么要进行血液透析？

案例四　突然发生的尿毒症

第 1 幕

1. 分析患者出现颜面及双下肢水肿的可能原因。

2. 患者的繁重工作与身体不适之间有何联系？

3. 建议进一步做哪些检查？

第 2 幕

1. 分析体检及辅助检查各指标的意义。

2. 初步诊断是什么？预后怎样？

第 3 幕

1. 如何对患者进行心理干预？

2. 了解国家对重大疾病的补助政策。

3. 针对该患者最合理的治疗方案是什么？

第五章　神经系统

案例一　"气盛"老伯的故事

第1幕

1. 你认为患者可能发生了什么问题？

2. 头痛的原因有哪些？陈老伯头痛的可能原因是什么？

3. 陈老伯颈项强直说明发生了什么问题？

4. 陈老伯血压是否正常？

第2幕

1. 此幕的情节支持或推翻了你的何种假设？

2. 呕吐物隐血试验阳性说明什么？

3. 陈老伯头痛加剧，肢体瘫痪加重，出现意识障碍，考虑发生了什么？

4. 陈老伯血液报告有什么异常？

第3幕

1. 此幕的情节支持或推翻了你的何种假设？

2. 患者已经发生脑疝，此时时间宝贵，为抢救生命是否可由医生直接手术或家属口头同意？

3. 可否药物保守治疗？

4. 康复需做多长时间？

案例二　"忘记回家路"的吴先生

第1幕

1. 你推测患者可能发生了什么问题？

2. 有哪些疾病可引起认知功能的下降？

3. 吴先生认知功能下降的可能原因是什么？

4. 吴先生血压正常吗？

5. 吴先生为什么会发生脑梗死？

第2幕

1. 此幕的情节支持或推翻了你的何种假设？

2. 吴先生目前存在哪些病变？

3. 吴先生营养状况正常吗？

4. 独居对吴先生的病情有何影响？

5. 医生为吴先生所开检查的目的是什么？可能出现哪些结果？

第3幕

1. 患者的辅助检查是否支持最初的假设？

2. 其他会引起痴呆的脑变性病影像学有何特征改变？

3. 患者的血液检查是否正常？

4. 医生的谈话有无不妥之处？

5. 按目前的医疗技术,痴呆患者是否无药可救？

6. 我们能为痴呆患者做些什么？

案例三 反复出现的右侧肢体不适

第 1 幕

1. 你认为患者可能存在哪些问题？

2. 右侧肢体麻木的原因有哪些？陈女士右侧肢体麻木的可能原因是什么？

3. 患者存在焦虑障碍吗？

4. 陈女士血压正常吗？

第 2 幕

1. 此幕的情节支持或推翻了你的何种假设？

2. 陈女士肢体无力麻木最可能的诊断是什么？

3. 陈女士血液报告有什么异常？

4. 为什么医生建议陈女士立即住院治疗？

5. 医生为什么要询问其配偶的吸烟情况？

第 3 幕

1. 此幕的情节支持或推翻了你的何种假设？

2. 患者为什么会出现左侧大脑中动脉 M1 段重度狭窄？

3. 抗血小板药物有出血风险,双联抗血小板药物出血风险更大,患者症状已缓解,可停药或减量吗？

第 4 幕

1. 为什么陈女士在坚持服药情况下病情再次发作？

2. 为什么医生在一开始没有对陈女士进行手术治疗？

3. 介入手术是否存在风险？是否需征得患者及家属同意？

4. 患者何时能停药？

案例四 爱美的李小姐

第 1 幕

1. 你认为李小姐可能发生了什么？

2. 李小姐玻尿酸打在李小姐鼻部为什么会出现眼痛和视物不清？

3. 李小姐的自觉症状是由于她的神经质所导致吗？

4. 李小姐的隆鼻行为有无不当之处？

第 2 幕

1. 此幕的情节支持或推翻了你的何种假设？

2. 李小姐完整的诊断及其依据是什么?

3. 根据体格检查,李小姐目前的病变在哪里? 它是如何发生的?

4. 发病后李小姐的意识出现变化,意识障碍的具体分类包括哪些?

5. 医生给予李小姐阿替普酶静脉溶栓治疗是否合理?

6. 静脉溶栓是否需征得李小姐及家属同意?

第 3 幕

1. 为什么治疗后的前几天李小姐症状不但没有改善,反而进一步加重?

2. 医生告知李小姐家属可能需要手术治疗,你认为李小姐可能要做什么手术?

3. 李小姐的预后非常好,其原因是什么?

4. 康复治疗需多长时间?

第六章　免疫系统

案例一　公交司机的腰痛:职业病?

第 1 幕

1. 该患者的腰痛特点是什么?

2. 导致慢性腰痛的常见原因有哪些?

3. 葡萄膜炎常见病因是什么? 与强直性脊柱炎有何关系?

第 2 幕

1. 该患者的诊断及诊断依据是什么?

4. 家族史对该患者诊断有帮助吗? 如果患者有孩子,应该去做检查吗?

3. 查体中各个名词的正常范围和意义是什么?

4. 改良的 SChober 试验怎么做?

5. 血沉和 CRP 升高见于什么情况?

6. HLA-B27 阳性有什么意义? 阳性能诊断强直性脊柱炎吗? 阴性能排除强直性脊柱炎吗?

7. 骶髂关节 MR 对诊断有什么意义?

8. X 片所示椎体的骨赘生成导致的竹节样改变跟老年人的骨质增生如何鉴别?

第 3 幕

1. 如何制订治疗方案?

2. 强直性脊柱炎患者的平时生活注意事项有哪些?

案例二　别让"蝴蝶"翩翩起舞

第 1 幕

1. 皮疹需考虑哪些疾病?

2. 关节痛需考虑哪些疾病?

3. 发热需考虑哪些疾病?

4. 水肿需考虑哪些疾病?

第 2 幕

1. 该患者血常规提示贫血和白细胞减少需考虑哪些疾病?

2. 该患者能否诊断为肾病综合征? 你认为由什么原因引起?

3. 该患者免疫学检查:ANA 1∶1000 阳性,抗 ds-DNA 1∶320 阳性,抗 rib-P 阳性,抗 U1-RNP 阳性,抗心磷脂抗体(ACL)阳性,分别有助于哪些疾病的诊断?

4. 该患者最后的诊断是什么疾病? 诊断依据有哪些? 首诊疾病能否确诊?

5. 该患者首诊疾病的疾病活动度属于哪个级别? 疾病的严重程度属于哪个级别?

6. 对该患者应如何处理?

第 3 幕

1. 该患者到私人中医诊所就诊,该中医师的观点是否正确?

2. 如何正确服用高丽参之类的滋补药?

第 4 幕

1. 病情加重的原因是什么?

2. 如何避免或预防疾病的复发?

第 5 幕

1. 如何解读血气分析结果?

2. 外周血三系减少可能是什么原因所致? 如何处理?

3. 肺部有什么病变? 是什么原因导致的? 如何处理? 有肺部感染吗?

4. 肾脏有什么病变? 是什么原因导致? 如何处理?

5. 心脏有什么病变? 是什么原因导致? 如何处理?

6. 狼疮患者能参加工作吗? 能结婚生子吗?

7. 狼疮会不会遗传?

案例三 今"肺"昔比

第 1 幕

1. 病史采集,应该注意询问哪些方面?

2. 患者进一步需做哪些检查?

第 2 幕

1. 该患者应诊断为什么疾病?

2. 类风湿关节炎的关节受累特点是什么?

3. 类风湿关节炎的鉴别诊断有哪些?

4. 类风湿关节炎目前的治疗药物包括哪些?

第 3 幕

1. 类风湿关节炎的关节外表现有哪些?

2. 类风湿关节炎的影像学表现有哪些特点?

第 4 幕

1. 目前患者肺部表现考虑什么病变？

2. 免疫相关的间质性肺炎可分哪些类型？

3. 感染相关性间质性肺炎和免疫相关性间质性肺炎在治疗方面有什么不一样？

案例四　现代"帝王病"

第 1 幕

1. 该患者发作性关节肿痛可考虑哪些疾病？

2. 接下来需做哪些检查？

第 2 幕

1. 该患者皮下结节是什么病变？需与哪些病变鉴别？

2. 该患者的肾功能不全处于哪个阶段？由什么原因所致？

3. 该患者最后诊断为哪些疾病？

第 3 幕

1. 什么原因引起血液系统损害（白细胞和血小板急剧下降）？

2. 肌酸肌酶为何升高？

3. 什么原因引起四肢麻木？

4. 为何出现腹胀/麻痹性肠梗阻？

5. 发热的原因是什么？分析发热的发生机制。

6. 出现上述病变的根本原因是什么？

第 4 幕

1. 六张 CT 图分别说明什么病变？

2. 该患者应如何补液？每日补多少液体？补什么液体？

3. 痔疮出血三次急诊手术，你对这三次手术如何评价？

第 5 幕

1. 导致患者死亡最根本的原因是什么？

2. 秋水仙碱有哪些副作用？秋水仙碱在肝脏是经过哪个酶代谢分解的？

3. 肝脏中细胞色素 P450-3A4 酶（CYP3A4）的抑制剂有哪些？CYP3A4 酶的诱导剂有哪些？

4. 该患者秋水仙碱使用的剂量是常规剂量，为什么会中毒？

第七章　血液系统

案例一　郁闷的商人

第 1 幕

1. 按细胞形态学分类，贫血可分为哪几类？

2. 王先生的初步诊断有哪些可能？其可能的诱因是什么？

3. 接下来需要做哪些检查？可能会发现什么？

第2幕

1. 溶血性贫血的临床表现有哪些？

2. 溶血性贫血的实验室检查有哪些？如何鉴别血管内溶血和血管外溶血？

3. 溶血性贫血的诊断思路如何？

第3幕

1. 溶血性贫血的病因有哪些？

2. 嗜碱点彩样细胞增多可见于哪些情况？

3. 胡医生为什么会考虑到王先生可能有铅中毒？

4. 胡医生还发现哪些重要的线索呢？

第4幕

1. 铅中毒的临床表现和诊断标准是什么？

2. 铅中毒的治疗原则有哪些？

案例二　全血细胞减少是怎么回事

第1幕

1. 血液系统疾病常见的症状和体征有哪些？如何鉴别恶性和良性血液病？

2. 引起全血细胞减少的疾病有哪些？如何进行鉴别诊断。

第2幕

1. 急性早幼粒细胞白血病的临床表现和实验室检查特点有哪些？

2. DIC 的发生机制是什么？

3. DIC 的诊断标准及处理原则是什么？

4. 讨论该患者的诊断和鉴别诊断，下一步如何治疗？

第3幕

1. 讨论急性早幼粒细胞白血病的处理原则。

2. 讨论分化综合征的临床表现和治疗原则。

第4幕

1. 维 A 酸和三氧化二砷治疗急性早幼粒细胞白血病的作用机制是什么？

2. 我国科学家对急性早幼粒细胞白血病的重要贡献有哪些？

案例三　双下肢瘀斑瘀点 2 月

第1幕

1. 血小板减少考虑哪些病因？

2. 需进一步做哪些检查？

第2幕

1. ITP 如何确诊？需要做哪些检查，以排除继发性因素？

2. ITP 如何分期诊断？

3. ITP 治疗指征是什么？ITP 一线治疗方案是什么？

4. 分析糖皮质激素的药理作用和机制。

第 3 幕

1. 患者激素及 TPO 治疗效果欠佳，考虑什么原因？

2. ITP 患者一线治疗失败，还有哪些治疗方案？

第 4 幕

1. 若患者在激素减量的过程中，出现血小板再次下降，考虑采用哪些治疗方案？

2. 在使用激素的过程中，需要考虑哪些副作用？

案例四　左耳淋巴结肿大 3 月

第 1 幕

1. 如果你是接诊医生，考虑什么诊断？

2. 下一步需做哪些检查明确诊断？

第 2 幕

1. 按照目前的免疫组化，可诊断为什么疾病？如何区分 GCB 和 ABC 型？如何诊断高级别 B 细胞淋巴瘤（HGBL）？

2. 如果患者要求住院，需要做哪些体检，哪些化验，以及哪些辅助检查？

第 3 幕

1. 患者诊断为 DLBCL，如何分期，预后如何？

2. 一线治疗选择什么方案？

3. 美罗华的治疗原理是什么？

第 4 幕

1. 患者多久后继续下一疗程化疗？需几个疗程？如何评估治疗效果？

2. 该患者是否需要行造血干细胞移植？

第八章　性、生殖、成长病学

案例一　"昏睡"的妈妈

第 1 幕

1. 王女士可能发生了什么情况？

2. 如果你是一名急诊科医生，你会对王女士进行哪些处理？

3. 还需要询问哪些病史以帮助判断王女士的病情？在病史询问过程中需要注意哪些事项？

第 2 幕

1. 从王女士进一步提供的病史里发现了哪些异常？

2. 急诊入院体检发现了哪些异常？

3. 需要做哪些检查来协助判断王女士的病情？

4. 患者的月经史、婚育史、既往病史及避孕情况是否与病情有关？

第 3 幕

1. 从上述辅助检查中,发现了哪些异常？

2. 这些临床表现和辅助检查提示王女士最有可能的诊断是什么？

3. 下一步该做哪些检查以进一步明确诊断？

第 4 幕

1. 妇科专科检查中发现了哪些异常？

2. 讨论后穹隆穿刺术的适应证、操作要点及结果判断。

3. 异位妊娠的诊断要点是什么？ 应与哪些疾病鉴别？ 如何鉴别？

第 5 幕

1. 异位妊娠的治疗原则及方式是什么？

2. 如何结合患者的病情、生育史及后续生育要求选择适当的治疗？

3. 在人文关怀方面,医生对异位妊娠患者应该如何处理？

第 6 幕

1. 在异位妊娠患者出院后,有哪些注意事项及随访建议？

2. 在患者的再生育问题上,有哪些建议？

案例二　凶险的羊水

第 1 幕

1. 导致该孕妇呼吸心搏骤停的可能原因是什么？

2. 目前认为羊水栓塞可能的发病机制是什么？

3. 羊水栓塞发生的病因有哪些？

第 2 幕

1. 学习心肺复苏的基本知识。

2. 心肺复苏后维持理想的血压和血氧饱和度是多少？ 为什么不是越高越好？

3. 妊娠状态下进行心肺复苏时将子宫向左侧推移的目的是什么？

第 3 幕

1. 该孕妇出现弥散性血管内凝血(DIC)的原因是什么？

2. 何谓 DIC？ 有哪些发生机制？ 如何诊断 DIC？

3. 为什么要切除子宫？

第 4 幕

1. 根据血气分析和电解质检查结果判断患者是否存在酸碱平衡紊乱？

2. 患者血钾升高的主要原因是什么？

3. 高钾血症有哪些心电图特征？ 如何进行抢救？

4. 为什么要对该患者实施低温管理？

案例三　急诊室的女孩

第 1 幕

1. 小刘是痛经吗？为什么？
2. 女性急腹症有哪些原因？
3. 小刘血压正常吗？心率正常吗？
4. 能完全相信小刘说的话吗？为什么？
5. 医生为什么要给小刘做超声检查？

第 2 幕

1. 小刘的血压和心率的变化代表了什么？
2. B超结果提示什么？
3. 腹穿抽出不凝血意味着什么？
4. 小刘否认性生活史，为什么要给她做尿妊娠试验？
5. 医生给小刘验血的目的是什么？

第 3 幕

1. 医生为什么说小刘宫外孕可能性大？
2. 宫外孕要如何治疗？
3. 如果小刘不做手术会有什么后果？
4. 老师可以代替小刘或家属在知情同意书上签字吗？
5. 为什么要切除小刘的输卵管？

第 4 幕

1. 小刘以后还有生育能力吗？如何与小刘及其父母沟通？
2. 如何保护患者隐私权？
3. 医院（医生）在整个治疗的过程中存在过错或不妥之处吗？
4. 如果你是医生，你会如何处置？

案例四　谁懂我的痛

第 1 幕

1. 新生儿发热的常见原因有哪些？
2. 试述本案例中引起该患儿发热的机制。
3. 哭闹不安是新生儿常见的症状，如何去寻找原因？

第 2 幕

1. 分析该患儿各项实验室检查。
2. 初步诊断为什么疾病？有哪些诊断依据？

第 3 幕

1. 婴幼儿化脓性脑膜炎有哪些并发症？

2. 针对该患儿的病情,可采取哪些治疗?

第 4 幕

1. 化脓性脑膜炎抗生素治疗疗程多长? 停药指征是什么?

2. 针对病史长、治疗效果一般,且有并发症的慢性患者,如何进行人文关怀? 如何进行沟通?

案例五 隐形杀手

第 1 幕

1. 反应低下是新生儿的常见症状,如何去寻找病因?

2. 进一步需做哪些检查?

第 2 幕

1. 分析新生儿血常规结果。

2. 分析水电解质紊乱和酸碱紊乱的类型。

3. 讨论新生儿意识障碍分级。

4. 高氨血症的诊断标准及常见病因有哪些?

第 3 幕

1. 针对遗传代谢性疾病的常见临床表现及实验室检查展开讨论。

2. 列举常见的"特殊气味"。

第 4 幕

1. 讨论新生儿贫血的诊断标准及分度。

2. 新生儿血小板低下的常见原因及处理方法有哪些?

3. 分析三系下降的常见病因及诊治方法。

4. 讨论骨髓穿刺的适应证及禁忌证。

第 5 幕

1. 异戊酸血症的临床表现有哪些?

2. 回顾病史,分析本例患儿的诊断依据。

3. 异戊酸血症患儿的饮食注意事项有什么?

4. 异戊酸血症患儿出院后应如何随访?

5. 如果宝宝父母想再生育,你有什么建议?

案例六 早到的天使

第 1 幕

1. 何谓早产儿?

2. 低出生体重儿、极低出生体重儿、超低出生体重儿的定义是什么?

3. 先兆流产的常见原因是什么?

第 2 幕

1. 讨论新生儿窒息的概念、新生儿窒息的病理生理基础、新生儿窒息复苏常用的物品及复苏流程。

2. 讨论新生儿 APGAR 评分的具体内容及如何评价。

3. 针对该患儿，她的 APGAR 评分是多少？应该如何进行复苏？

第 3 幕

1. 讨论新生儿正常呼吸频率、呼吸方式以及呼吸中枢何时发育成熟。

2. 试分析该患儿出现呼吸困难的类型及其发病机制。

3. 试分析该患儿出现酸碱紊乱的类型。

4. 肺泡表面活性物质是由什么细胞分泌的？从什么时候开始分泌？什么时候分泌量达到高峰？

5. 讨论新生儿呼吸窘迫综合征的临床特点、原因、诊断标准及治疗。

6. 讨论外源性肺泡表面活性物质的来源及使用指征、剂量。

第 4 幕

1. 讨论新生儿感染的诊断标准。

2. 讨论新生儿呼吸暂停的概念、原因及治疗，如何与周期性呼吸相鉴别。

3. 讨论新生儿生理性黄疸及病理性黄疸的鉴别要点及处理。

4. 新生儿血糖的正常范围是多少？

5. 血培养在新生儿感染中有何意义，如何判断假阴性、假阳性？

第 5 幕

1. 讨论新生儿支气管肺发育不良的诊断标准。

2. 新生儿支气管肺发育不良的程度如何判断？目前可以选择哪些治疗方案？

3. 糖皮质激素早期应用于新生儿，有何不良反应？

4. 新生儿视网膜病变的发病机制是什么？如何筛查，哪些人群需要筛查？

第 6 幕

1. 早产儿的出院标准是什么？

2. 早产儿出院后应如何随访？

第九章 传染病与感染

案例一 发热不退的小黄

第 1 幕

1. 黄女士主要的临床表现有哪些？

2. 黄女士持续发热不退的可能原因是什么？

3. 除主要临床表现外，还需要询问哪些伴随症状？

4. 需安排哪些检查以供鉴别诊断参考？

第 2 幕

1. 根据当地医院诊治情况，此时诊断考虑哪些病因？

2. 下一步诊治措施该如何进行?

第 3 幕

1. 查体中各个名词的意义是什么?

2. 左下腹有压痛,可能在哪些疾病中出现?

第 4 幕

1. 左下腹痛伴出血,需要考虑哪些疾病?

2. 休克的分类、发病机制及具体治疗措施是什么?

第 5 幕

1. 导致急性腹膜炎的病因有哪些?

2. 黄女士出现降结肠出血、空肠穿孔的原因有哪些?

第 6 幕

1. 导致黄女士出现肝功能损害的原因是什么?

2. 最终黄女士被诊断为什么疾病?

案例二 肝病的困扰

第 1 幕

1. 林大爷主要的临床表现有哪些?

2. 除主要临床表现外,还需要询问哪些伴随症状?

3. 查体中各个名词的意义是什么?

4. 林大爷可能的诊断是什么?

5. 下一步需要做哪些检查?

第 2 幕

1. 讨论肝功能、甲胎蛋白、肝纤维谱、蛋白电泳各项指标的意义。

2. 讨论乙肝三大抗原抗体系统的临床意义。

3. 讨论 Fibroscan 的临床意义。

4. 林大爷目前的诊断是什么?

第 3 幕

1. 为什么在林大爷签署知情同意书后,医生才给林大爷做肝穿刺?

2. 讨论慢性肝炎的组织病理分级、分期标准。

3. 根据林大爷的病史、化验检查、肝穿刺病理结果,抗病毒治疗怎么选择?

第 4 幕

1. 阿德福韦酯抗病毒治疗的适应证、药物副作用有哪些?

2. 入院后查体中各个名词的意义是什么?

3. 林大爷出现行走困难、乏力、腰背痛,需考虑哪些疾病?

4. 下一步需要做哪些检查?

第 5 幕

1. 讨论入院后各项检查的临床意义。

2. 结合病史,目前考虑的诊断是什么? 诊断依据有哪些?

第 6 幕

1. 何谓范科尼综合征? 有哪些临床表现?

2. 范科尼综合征的治疗措施有哪些? 饮食上有什么注意事项?

3. 林大爷出院后,要如何门诊随访? 在今后的生活中应该注意些什么?

案例三　突如其来的颈痛和发热

第 1 幕

1. 汤先生的主要临床表现有哪些?

2. 除主要临床表现外,还需要询问哪些伴随症状?

3. 导致汤先生颈痛、发热的可能原因及其发生机制是什么?

第 2 幕

1. 查体中,有哪些阳性体征?

2. 有哪些疾病可以出现阴囊肿大?

3. 结合汤先生病史、查体情况,下一步需要做哪些检查?

第 3 幕

1. 临床可以做哪些检查项目来诊断结核?

2. 讨论抗结核治疗药物有哪些副作用?

3. 汤先生经抗结核治疗,仍反复发热,还需考虑哪些疾病?

第 4 幕

1. 汤先生的最终诊断是什么病? 诊断依据有哪些?

2. 讨论布鲁菌病的流行病学、临床表现、实验室检查。

3. 讨论布鲁菌病的治疗措施及其药理机制。

第 5 幕

1. 讨论布鲁菌病的预防措施。

2. 汤先生出院后,要如何进行门诊随访? 在今后的生活中应该注意什么?

案例四　受发热、胸闷困扰的杨大爷

第 1 幕

1. 杨大爷的主要临床表现有哪些?

2. 除主要临床表现外,还需要询问哪些伴随症状?

3. 导致杨大爷发热、胸闷的可能原因是什么?

4. 下一步需要做哪些检查?

第 2 幕

1. 杨大爷的实验室检查项目中,有哪些阳性结果?

2. 杨大爷经舒普深针抗感染治疗后,仍然反复发热,需考虑哪些疾病?

3. 下一步需要做哪些检查？

第 3 幕

1. 为什么在杨大爷签署知情同意书后，医生才给杨大爷做心包穿刺术、左侧胸腔内引流细管置入术？

2. 讨论胸水、心包积液检查结果的临床意义。

3. 讨论 TSPOT 的临床意义。

4. 目前杨大爷需考虑诊断什么疾病？

第 4 幕

1. 医生更改治疗方案前，要与杨大爷及家属沟通哪些情况？

2. 杨大爷出院后，要如何进行门诊随访？在今后的生活中应该注意些什么？

第十章　内分泌系统与代谢性疾病

案例一　莫名其妙的烦躁

第 1 幕

1. 患者出现上述不适的可能原因是什么？

2. 甲状腺毒症有哪些表现？

3. 甲状腺激素有哪些生理功能？

第 2 幕

1. 导致该患者出现甲状腺功能亢进的可能原因是什么？

2. 甲状腺功能亢进由哪些疾病引起，它们如何鉴别？

3. 治疗 Graves 病有哪些可行的方法？针对该患者，选用哪种治疗方法为宜？

第 3 幕

1. 为什么建议白先生忌碘饮食？

2. 为什么医生告知白先生出现咽痛、发热等情况时需要立即就诊？

3. 抗甲状腺药物甲巯咪唑的药理作用是什么？有什么副作用？若发现这些不良反应，应如何处理？

4. 白先生后续应该选择什么方案控制甲亢？

5. 碘 131 治疗的机制和适应证是什么？

6. 若白先生选择了碘 131 治疗，治疗前、治疗中及治疗后需要注意什么？

案例二　奇怪的多尿、口干

第 1 幕

1. 患者的主要临床表现特点有哪些？还需要询问哪些信息？

2. 该患者出现口干的可能原因有哪些？

3. 多饮、多尿和口渴还可以见于哪些疾病？需要进一步做什么检查来确诊？

4. 陈医生为什么要求周女士入院做进一步检查？

第 2 幕

1. 为什么要检查血浆渗透压和尿渗透压？

2. 血浆有效渗透压如何计算？受哪些因素调节？

3. 垂体前叶和后叶各有哪些生理功能？抗利尿激素主要功能是什么，其如何发挥作用？

4. 肾性尿崩症与中枢性尿崩症如何鉴别？

第 3 幕

1. 根据禁水加压试验结果，该患者尿崩症是中枢性还是肾性的？

2. 为什么要做头颅 MR 检查和血清生长激素、ACTH 和皮质醇的检查？

3. 如果是中枢性尿崩症，还需要做哪些检查以明确病因？

4. 该病的治疗原则是什么？患者此后的随访注意要点有哪些？

案例三　为何有一股烂苹果味

第 1 幕

1. 小金主要的临床表现是什么？

2. 详细病史采集，应该注意询问哪些方面？重点做哪一些体格检查？进一步的化验和辅助检查有哪些？

3. 可能考虑的诊断有哪些？需做哪些鉴别诊断？

第 2 幕

1. 小金身上为什么会有一股特殊的气味？

2. 针对小金的病情，糖尿病急性并发症酮症酸中毒的诊断依据有哪几点？

3. 糖尿病酮症酸中毒的病理生理机制是什么？

4. 小金为什么会发生糖尿病酮症酸中毒？

5. 糖尿病酮症酸中毒的处理原则是什么？

第 3 幕

1. 治疗过程中小金应该如何监测血糖？

2. 为什么需要给小金补充葡萄糖液体？什么时候补？怎么补？

3. 小金为什么会发生低钾血症？该如何处理和预防？

4. 小金的糖尿病是哪种类型？有哪些鉴别诊断？需要哪些检查来进一步明确？

5. 如何鉴别单纯性肥胖与库欣综合征引起的肥胖？

6. 你认为下一步应如何调整小金的治疗方案？

第 4 幕

1. 如果你是主管医生，如何回答小金以及小金母亲的问题？

2. 小金完整的出院诊断是什么？

3. 小金出院后需要注意什么？

4. 糖尿病的慢性并发症有哪些？其发生机制是什么？需要如何监测？如何预防？

5. 讨论肥胖的饮食及运动疗法。

案例四　顽固的低血钾

第 1 幕

1. 根据张先生的叙述和血钾检查的结果,需要再补充什么信息?

2. 引起血钾降低的常见疾病有哪些?

3. 低钾血症有哪些临床表现? 分析其发生机制。

4. 张先生血压升高与血钾降低是否存在关联?

5. 为了明确诊断需要做哪些进一步检查?

第 2 幕

1. 测定 24 小时尿钾量有何意义? 如何判断尿钾排出是增多的?

2. 醛固酮有哪些生理作用? 其在人体内的浓度受哪些因素调节?

3. 如何确诊原发性醛固酮增多症?

4. 进行内分泌功能试验如呋塞米激发试验、卧立位试验过程中需要注意什么? 结果如何判定?

5. 为何要对该患者进行皮质醇、ACTH 节律检查以及小剂量地塞米松抑制试验?

第 3 幕

1. 原发性醛固酮增多症有哪些常见临床类型?

2. 醛固酮瘤进行手术治疗前,应进行哪些准备?

3. 若患者 CT 检查发现两侧肾上腺增生,该如何进行诊断和治疗?

案例五　铁人"崩塌"记

第 1 幕

1. 口干、多饮需考虑什么疾病?

2. 多尿需考虑什么疾病?

3. 消瘦需考虑什么疾病?

4. 发热、咳嗽、咳痰、流涕需考虑什么疾病?

第 2 幕

1. 黑棘皮征需考虑什么疾病?

2. 烂苹果味是如何形成的? 需考虑什么疾病?

第 3 幕

1. 高血糖是如何形成的? 需考虑什么疾病?

2. 酮体是如何形成的?

3. 肺部感染与酮症有何关系?

4. 血气分析结果如何判读?

5. 血肌酐升高需考虑什么疾病?

第 4 幕

1. HbA1c 有何临床意义？

2. C 肽有何临床意义？

3. 糖尿病如何分型？

4. 糖尿病有哪些急性并发症？有哪些慢性并发症？

5. 2 型糖尿病患者胰岛功能有何特点？1 型糖尿病患者胰岛功能有何特点？

第 5 幕

1. 2 型糖尿病有哪些危险因素？结合李记者的情况，讨论他有哪些易患糖尿病的危险因素？在以后的生活中，他应该注意哪些问题？

2. 治疗糖尿病的药物有哪些？各类药物的作用机制是什么？各有哪些禁忌证？

第十一章　　急诊与重症医学

案例一　电击之殇

第 1 幕

1. 在安全生产方面，电工忽视了什么？

2. 电击伤的急救注意事项有哪些？

3. 根据 15 版心肺复苏指南，应如何进行现场急救？

第 2 幕

1. 当地医院急救是否规范，心室颤动电除颤需要多少焦耳？

2. 什么是 ROSC？

第 3 幕

1. 意识障碍如何分级与评估？

2. 什么是 GCS，有何临床意义？

3. 正常瞳孔的直径是多少？观察瞳孔大小有何临床意义？

4. 如何判断电击伤的出口和入口？电击伤的部位和面积能否提示病情严重程度？

第 4 幕

1. 颅脑 CT 有哪些征象提示脑水肿？

2. 脑水肿是如何发生的？有哪些治疗方案？

第 5 幕

1. 什么是目标体温管理？要求的温度范围是多少？

2. 实施 TTM 需要监测哪些指标？

3. 评估心搏骤停患者的神经功能预后的指标有哪些？

4. 如何把握气管插管拔除的时机？

5. 电工出院后需告知哪些注意事项？

案例二 蜂之过

第 1 幕

1. 护林员的临床表现是什么？

2. 什么是晕厥？

3. 蜂蜇伤的创口的正确处理方法是什么？

4. 蜂蜇伤导致过敏性休克的病理生理机制是什么？

第 2 幕

1. 护林员的血压下降是否因为发生休克？

2. 什么是风团样皮疹？

3. 护林员血常规中白细胞为何升高？

4. 过敏性休克患者实验室检查可出现哪些异常？

第 3 幕

1. 过敏性休克的治疗原则是什么？

2. 如何正确使用肾上腺素？

3. 使用激素时，为何要加用 PPI 制剂？

4. 激素可引起哪些不良反应，该如何避免？

5. 发生蜂蜇伤时现场如何急救？

案例三 来自化工厂的工人

第 1 幕

1. 徐某主要的临床表现是什么？

2. "呼吸困难"的常见原因有哪些？

3. 硝酸有哪些化学特点？

第 2 幕

1. 当徐某被送至急诊抢救室，如果你是接诊医生，看到徐某当时的情况，最先采取的抢救措施是什么？

2. BiPAP 无创呼吸机的应用指征和禁忌证是什么？ BiPAP 的呼吸机各参数的意义是什么？结合该病例，各参数如何调整？

第 3 幕

1. 医生初步诊断"急性刺激性气体中毒（硝酸），急性呼吸衰竭"。医生诊断徐某存在"急性呼吸衰竭"，诊断的依据是什么？

2. 该患者发生呼吸衰竭的病理生理机制是什么？

3. 激素有哪些药理作用和不良反应？ 在该病例中应用激素的主要目的是什么？ 该病例的激素如何应用？ 疗程要多久？

4. 如何做抗生素皮试？ 如何判读皮试结果？

5. 肺部 CT 影像学（图 2）有哪些特点？

6. 辅助检查有哪些目标分类？

第 4 幕

1. BiPAP 何时可以撤离？评估的标准是什么？

2. 该患者如果在入院第 4 天出现高热，体温达 39℃，伴有畏寒、寒战，请问最先需考虑的原因是什么？

案例四　争吵引发的"惨案"

第 1 幕

1. 张大爷主要的临床表现是什么？

2. "意识障碍"的常见病因有哪些？其发生机制是什么？

3. 农药进入人体的途径有哪些？急性农药中毒的一般处理原则是什么？敌敌畏属于哪种类型的农药？该类型的农药有哪些毒理学特点？

第 2 幕

1. 当张大爷被送至急诊抢救室，如果当时你是接诊医生，看到张大爷的情况，最先采取的抢救措施是什么？

2. 急性有机磷农药中毒有哪些临床表现？该患者出现了哪些临床表现？急性有机磷中毒严重程度如何划分？急性有机磷农药中毒的机制是什么？

3. 阿托品有哪些药理作用？

4. 急性有机磷农药中毒时如何使用阿托品？需要多少剂量？如何评估？

5. 急性有机磷农药中毒复能剂如何应用？

第 3 幕

1. 洗胃如何操作？需要注意哪些方面？

2. 张大爷属于急性重度有机磷农药中毒，洗胃后立即转入重症监护室进行血液净化治疗。血液净化治疗包括哪些种类？该患者应该采取哪种方式？

第 4 幕

1. 何谓呼吸衰竭？急性有机磷农药引起呼吸衰竭的原因和机制是什么？回顾该病例的抢救过程，引起张大爷呼吸衰竭的原因最可能是什么？

2. 有机磷农药中毒复能剂如何停药？需等胆碱酯酶完全恢复正常才停药吗？

3. 通过医生的积极抢救，张大爷成功脱离危险，顺利出院。如果你是张大爷的儿子，如何避免这样的"悲剧"发生？

案例五　夏日里的"隐形杀手"

第 1 幕

1. 患者的主要临床表现是什么？

2. "意识障碍"表现的常见病因有哪些？

3. 依据临床症状轻重程度，中暑分哪几类，该患者属于哪一类？中暑的现场急救措施有哪些？

第 2 幕

1. 中暑患者的主要体征有哪些?

2. 你所知道的体格检查有哪几类?

第 3 幕

1. 当患者被送至急诊抢救室,如果你是接诊医生,看到当时的情况,最先采取的抢救措施是什么?

2. 降温的措施有哪些?

3. 中暑的发生机制是什么?

第 4 幕

1. 患者属于中暑中的热射病,抢救室初步处理后立即转入重症监护室进行血液净化治疗。哪类中暑患者适合行床旁 CRRT?

2. 通过医生的积极抢救,患者成功脱离危险,顺利出院。如果你是工厂负责人,如何避免此类"事故"的发生?

第十二章　运动骨关节系统

案例一　不能走远路

第 1 幕

1. 患者突发的腰痛需与哪些常见疾病鉴别?

2. 休息后,患者腰痛缓解,可考虑什么疾病?

第 2 幕

1. 一年前,患者腰痛再次加重,且出现下肢感觉异常和间歇性跛行,如何与下肢血管相关疾病鉴别?

2. 从患者病史、症状和体征来看,可考虑什么原因引起?

第 3 幕

1. 通过专科查体,如何进一步明确定位?

2. 进一步需要做哪些影像学检查?

第 4 幕

1. 从完整的 X 线、CT 以及 MRI 检查结果,可以得出什么结论?

2. 神经根压迫(双侧、左侧较为严重)可以解释患者出现的上述体征吗?

第 5 幕

1. 椎管狭窄在保守治疗无效情况下,如果症状进一步加重,可采取什么治疗方案?

2. 针对该患者,目前主流微创术式是什么?

案例二 "拉门"惹的祸

第1幕

1. 为何张大娘"扭伤"后发生左髋疼痛,给予伤科药物外敷无效并疼痛加剧?
2. 月经史、饮食习惯及既往史对患者该次发病有何意义?

第2幕

1. 专科检查的结果提示张大娘可能的诊断是什么?
2. Bryant 三角、Nelaton 线有何临床意义?
3. 本病例的初步诊断是什么? 应与哪些疾病鉴别?
4. 要做哪些辅助检查以明确诊断?

第3幕

1. 该患者明确的诊断是什么?
2. 股骨颈骨折有哪些分型? 相应的预后如何?
3. 给患者手术时,术前常规检查有哪些?
4. 如何评估患者的手术耐受性?

第4幕

1. 为何该患者选择人工关节置换?
2. 半髋及全髋置换适应证的差别是什么?
3. 髋关节置换术的术后并发症有哪些?
4. 髋关节置换术后的康复训练应注意哪些事情?
5. 针对骨质疏松,目前有哪些治疗方法?

案例三 护工的"困惑"

第1幕

1. 腰椎间盘突出症的临床表现是什么?
2. 腰腿痛的鉴别诊断有哪些?
3. 体检中的"4"字征、左大粗隆处叩痛提示什么?

第2幕

1. 如何治疗腰椎间盘突出症? 手术指征是什么?
2. 左髋疼痛,负重时可加重有何提示意义?
3. 如果腰椎间盘突出症治疗有效,除了症状改善,体征会有何改变?

第3幕

1. 骨肿瘤有哪些临床表现?
2. 良、恶性骨肿瘤如何鉴别?
3. 骨肿瘤的诊断原则是什么?
4. X线、CT、MRI 在骨肿瘤的诊断上有何优缺点?
5. 护工按常规搬运,为何患者发生骨折?

参考文献

1. 黄钢,关超然. 基于问题的学习(PBL)导论. 北京:人民卫生出版社,2014.

2. 张海鹏,吴立玲. 病理生理学. 北京:高等教育出版社,2009.

3. [马来]赛米. 问题导向学习(PBL)指南. 王维民,译. 北京:北京大学医学出版社,2012.

4. 徐平. PBL 我们的思考与实践. 北京:人民卫生出版社,2015.

5. 曹永孝. 器官—系统整合课程 PBL 教程. 北京:人民卫生出版社,2015.

6. 董卫国. 临床医学 PBL 教程. 北京:人民卫生出版社,2015.

7. 夏强,钱睿哲. 生物医学 PBL 教学案例集. 北京:人民卫生出版社,2016.

8. 李宗芳,狄文. 临床医学 PBL 教学案例集. 北京:人民卫生出版社,2016.

9. 陈永平,程明亮,邓存良. 传染病学(案例版). 2 版. 北京:科学出版社,2017.

10. 李兰娟,任红. 传染病学. 8 版. 北京:人民卫生出版社,2013.

11. 伯恩斯坦. 骨科教程. 北京:人民军医出版社,2010.

12. 中华医学会肝病学分会,中华医学会感染病学分会. 慢性乙型肝炎防治指南. 北京:2015.

13. 李梦东. 实用传染病学. 3 版. 北京:人民卫生出版社,2005.

14. 陈孝平,汪建平. 外科学. 8 版. 北京:人民卫生出版社,2013.

15. 翁心华. 现代感染病学. 上海:上海医科大学出版社,1998.

16. 邝贺龄. 内科疾病鉴别诊断学. 5 版. 北京:人民卫生出版社,2006.

17. 葛均波,徐永健. 内科学. 8 版. 北京:人民卫生出版社,2013.

18. 陈家伦. 临床内分泌学. 上海:上海科学技术出版社,2012.

19. 陈灏珠,林果为,王吉耀. 实用内科学. 14 版. 北京:人民卫生出版社,2013.

20. 中华医学会内分泌学分会《中国甲状腺疾病诊治指南》编写组. 中国甲状腺疾病诊治指南——甲状腺功能亢进症. 中华内科杂志,2007,46(10):876－882.

21. 蒋宁一,林岩松,关海霞,等. ^{131}I 治疗格雷夫斯甲亢指南. 中华核医学与分子影像杂志,2013,33(2):83－95.

22. 中华医学会糖尿病学分会. 中国 2 型糖尿病防治指南(2017 年版). 中华糖尿病杂志,2018,10(1):4－67.

23. 中华医学会内分泌学会. 原发性醛固酮增多症诊断治疗的专家共识. 中华内分泌代谢杂志,2016,32(03):188－195.

24. 卢新兰,李雁,和水祥,等. 临床医学"器官—系统"整合课程改革的实施与教学管理体会. 医学教育研究与实践,2017,25(4):525－527。

25. 张璟璇,李琛,吕艳霞,等. 整合医学教育模式下的临床医学课程体系改革. 中国高等医学教育,2018(1):70－71.

26. 朱红,马丽娜,钱玉英. 美国戴维·格芬医学院医学整合课程和PBL教学对我国老年医学临床教育的启示. 中华全科医学,2018,16(5):838－841.

27. 王万铁,梁瑛琦,许益笑,等. CPBL教学法在医学本科生教学实践中的建立及应用. 中国继续医学教育杂志,2014,6(3):91－93.

28. 王紫倩,许益笑,王万铁,等. CPBL教学法在医学留学生病生理学实验教学中的应用. 医学信息,2014,27(4):8－9.

29. 李德杏,王玉兴,王蕾,等. PBL教学小组讨论部分同学发言不积极的原因及对策研究. 湖南中医杂志,2013,(8).

30. 黄钢,关超然. 基于问题的学习(PBL)导论. 北京:人民卫生出版社,2014.